ESSAI

SUR

LA RAGE.

ESSAI

SUR

LA RAGE,

DANS LEQUEL

On indique un Traitement méthodique et raisonné
pour la guérir, lorsqu'elle est déclarée;

PRÉCÉDÉ D'UNE

DISSERTATION

PRÉSENTANT plusieurs Considérations générales sur
quelques Phénomènes de la Nature.

ON y a joint plusieurs Tableaux au moyen desquels on peut saisir
d'un coup-d'œil tous les rapports sous lesquels la maladie a été
considérée.

PAR M. J.-Fr. ACHILLE LALOUETTE,

DOCTEUR-RÉGENT DE L'ANCIENNE FACULTÉ DE MÉDECINE DE PARIS,
ET MEMBRE DE L'ANCIENNE SOCIÉTÉ ROYALE DE MÉDECINE.

Deuxième édition revue et corrigée.

A PARIS,

CHEZ
{
L'AUTEUR, rue Jacob, N.º 7;
LEBLANC, Imprimeur-Libraire,
Abbaye Saint-Germain.

DE L'IMPRIMERIE DE LEBLANC.

1816.

AVERTISSEMENT DE L'AUTEUR.

J'AURAIS désiré joindre à cette édition, des résultats d'expériences sur la méthode que j'indique dans cet ouvrage pour guérir la rage déclarée ; mais les divers orages politiques qui se sont succédés ayant absorbé toute l'attention du Gouvernement, les expériences nécessaires, pour en constater l'efficacité, n'ont pu avoir lieu, et ont dû être remises à un tems plus heureux.

Dans ce moment, je sollicite un local disposé pour les suivre. Je noterai avec exactitude et la plus scrupuleuse précision, toutes les circonstances qui se rencontreront dans le cours des traitemens, pour en présenter le journal au public. Je ne doute pas que par ce moyen, cette maladie ne rentre dans la classe de celles qui sont curables ; car certainement, les médecins perfectionneront l'ébauche que j'exposerai à leurs méditations, et se feront un devoir d'éclairer de leurs lumières les tentatives que je désire ardemment leur soumettre. Je recevrai avec reconnaissance les observations qu'ils voudront bien me communiquer, et si elles concourent à faire obtenir une cure plus commode et plus douce, en les adoptant avec la plus vive satisfaction, je leur en ferai hommage en les publiant avec leur nom.

Ce serait alors que je me trouverais heureux d'avoir excité un concours d'émulation, dont l'humanité recueillerait tout le fruit, si, comme je n'en doute point, je parviens à guérir cette horrible maladie, soit par les moyens que j'indique, soit par les modifications qui pourraient y être apportées.

J'ai balancé pour supprimer la dissertation qui est en tête de l'ouvrage ; mais la mort rapide des enragés, qui me semble tenir à une cause plus générale que celles des autres affections morbifiques, dans lesquelles les cadavres présentent aux yeux une lésion quelconque, m'a déterminé à la réimprimer. J'y développe des principes par lesquels ce phénomène est expliqué, et qui démontrent que leur mort est le résultat d'une disposition générale de la nature, qui embrasse l'universalité de leur être ainsi que celle de tous les corps.

Je me flatte donc qu'après la lecture du livre, l'on reconnaîtra les motifs de la dissertation, et ses liaisons avec le sujet, puisque par eux, le siége de la rage et ses symptômes s'expliquent aisément, et que de là dérive la nature des moyens à employer que j'indique pour la guérir.

Dans cette dissertation, j'amène le lecteur à reconnaître qu'il existe un être vivifiant univer-sel qui entretient les rapports entre toutes les parties qui constituent l'univers ; par lequel tout vit suivant son mode particulier ; qui pénètre tous les êtres par leur surface, et se modifie par leur organisation individuelle pour telle ou telle opération. En examinant ce grand mobile dans ses rapports avec l'homme, je vois cet être at-teindre toute la surface de son corps ; pénétrer, au moyen des papilles nerveuses qui le couvrent sur tous les points, et qui sont l'origine des nerfs, toutes les parties auxquelles ils répondent ; par-courir avec eux tous les organes, dont il entre-tient les fonctions ; et enfin, parvenir au cerveau où ils aboutissent, pour le vivifier, et en même-temps comme centre commun des sensations, afin de l'avertir des choses extérieures qu'il doit fuir ou bien s'approprier pour ses besoins. D'après cet aperçu, l'on conçoit aisément que la mort est la cessation de l'action de cet être sur le corps, et l'interruption de son affluence vivi-fiante.

Dans l'asphyxie, l'air méphytique, en sur-chargeant l'air atmosphérique, détruit cet être auquel l'on a donné le nom d'air vital, cause ainsi la cessation de son contact sur la surface *du corps, suspend son affluence au cerveau, et cause la mort. De même dans la rage, la mort est la suite de l'interruption vers l'intérieur de cette affluence de l'être vivifiant universel, à raison de la désorganisation intime de toutes les papilles nerveuses, par le contact immédiat du virus rabieux, transporté par les pores exhalans de la transpiration, sous toute la surface de l'épiderme.*

PRÉFACE.

Je prends mon parti, et me détermine enfin, quoi qu'il m'en coûte, en parcourant mon quatorzième lustre, à commencer une carrière absolument nouvelle pour moi : je dois l'envisager comme une suite d'écueils très-difficiles à surmonter, ne m'étant pas habitué de bonne heure à affronter les périls dont sont perpétuellement menacés ceux qui se proposent de la parcourir. Mais qu'importe; celui dont l'intention est de faire le bien, ou du-moins, qui est dans la persuasion intime de l'opérer, doit éloigner de lui cette considération, toujours avancer d'un pas ferme, et entrer en lice avec tout le courage que la conscience de son motif peut lui inspirer. Aussi le but qui me fait publier cet Ouvrage me soutient-il, et me servira-t-il d'excuse, si le public dans mon zèle trouve de la témérité, et si le désir de faire quelque chose d'utile, m'a entraîné au-delà de la sphère que la nature m'avait assignée.

Ayant été à portée d'examiner avec attention, plusieurs malades périssant dans les accès de la rage confirmée ; frappé de la rapidité, de l'intensité, de la violence, enfin de tout ce qu'il y a d'horrible dans la série des symptômes dont ils étaient tourmentés, j'ai souvent médité sur la nature, sur les causes et sur la diversité des accidens que nous offre cette maladie, dans l'espoir de trouver des moyens par lesquels on pût la combattre et arrêter ses ravages. J'avoue que plusieurs fois, je n'ai pu m'arrêter sans une certaine satisfaction, sur les réflexions que cet ensemble d'événemens a fait naître dans mon esprit : celles-ci ont été la source de plusieurs autres, et enfin, leurs combinaisons m'ont fourni des idées qui en ont ensuite amené de nouvelles : ce sont elles que j'ai mises en ordre, et que je publie.

J'ai divisé cet Essai sur la Rage en quatre parties :

La première est destinée à reconnaître les différentes causes d'altération des humeurs. Après avoir établi la condition générale, par laquelle elles restent dans leur état naturel, nécessaire pour qu'elles puissent conserver leurs rapports mutuels, j'examine quelques-unes des influences qui peuvent les altérer. L'insertion, l'absorption, la retenue d'une excrétion, le changement nécessaire et spontané dans la fibre élémentaire, la commotion physique, la commotion morale, y sont successivement passées en revue, afin de découvrir, s'il est possible, leurs effets sur nos humeurs.

J'examine ensuite le mode d'action et les résultats d'une commotion physique ou morale, ou de toute secousse vive imprimée à notre être, et je reconnais qu'ils peuvent causer leur dépravation.

Ces effets peuvent produire ou leur altération simple, ou leur dépravation, et chacun de ces deux états a des résultats différens; ensuite, j'ai appliqué à la maladie de la rage des considérations générales, pour tâcher de reconnaître ce qui semble concourir à l'engendrer et à la développer; de là, j'ai porté quelqu'attention sur ses causes, pour apprécier quels moyens généraux l'art peut mettre en action pour rétablir un désordre, qui est la suite d'une dépravation dans quelques-uns des principes constitutifs de nos humeurs; j'ai observé que les secours de la Médecine sont toujours bien lents, pour ne pas dire le plus

souvent impuissans, dans les accidens qui résultent de la dépravation,
en ce que, ne pouvant agir directement sur les humeurs, ils n'ont d'action, d'abord, que sur les solides, et
par suite, sur les fluides qu'ils contiennent; enfin, je termine cette partie, en observant que dans la dépravation dont la rage est un des effets,
la nature étant toujours impuissante,
les secours de la Médecine doivent
tendre tous à un seul but, qui est
l'élimination de l'humeur dépravée.
Dans la seconde partie, je présente succinctement les opinions des auteurs
anciens sur la nature de la rage, sur
son siége, sur les époques et les causes
de son développement, sur les symptômes qui la caractérisent, enfin, sur les
moyens qui ont été préconisés pour la
guérir, ou au moins pour en préserver.

Je joins à cet exposé quelques réflexions qu'il m'a paru utile de met-

tre sous les yeux du lecteur, afin de démontrer combien la connaissance de cette maladie est imparfaite, et se ressent, même encore aujourd'hui, de la barbarie des temps où l'ignorance et l'empirisme en avaient fait leur domaine, et prétendaient seuls au droit de la traiter. Cette partie est terminée par plusieurs tableaux, qui sont placés à la fin de cet Ouvrage. Ils sont le résultat de beaucoup de recherches faites sur la rage. J'ai pensé qu'en traitant ce sujet, une notice de tout ce qui a été fait sur cette maladie devait intéresser les médecins, et méritait que je la présentasse au public. Je les ai rédigées sous cette forme, cela m'a paru offrir l'historique de la maladie de la manière la plus concise. J'ai joint à ces tableaux la liste des auteurs où ont été recueillies les notes que j'y publie: leurs noms sont numérotés par ordre

de dates, et pour ne pas en surcharger les tableaux, j'ai mis le nu-
méro indicatif de leurs noms aux
notes qui ont été puisées dans lès
ouvrages qu'ils ont publiés.

Il est facile, en consultant ces tableaux, de sentir l'utilité dont ils
peuvent être, et d'apprécier les peines qu'un travail aussi long et aussi
étendu a dû coûter. L'intention a été
d'exposer et de faire apercevoir, d'un
clin-d'œil, tout ce qui a été écrit de
raisonnable sur cette maladie, afin
que les personnes qui seront à même
de donner des soins aux malades,
dans des accès de rage confirmée,
puissent facilement saisir ce qui peut
diriger utilement leur marche, dans
le traitement qu'elles leur adminis-
treront.

Dans la troisième partie, après avoir
défini ce que c'est que la maladie de
la rage, j'examine quelques-uns de

ses rapports avec les maladies éruptives, ainsi que les caractères distinc-
tifs par lesquels elles en diffèrent ;
ensuite je passe à sa description, depuis le moment de l'insertion jusqu'à
la terminaison de la crise. Je présente ensuite le résultat des observations sur ce que nous offre l'ouverture des cadavres, pour être à même
de juger, si l'on peut en recueillir
quelques signes pathognomoniques,
par lesquels on puisse toujours reconnaître sa nature, son siège, sa
cause matérielle et déterminante,
enfin ses effets sur nos organes.

De là, je passe à l'examen de ses
phénomènes que je crois déterminés
par une humeur dépravée; après avoir
établi que ce ne peut être qu'une humeur excrémentitielle que la nature
porte à toute la surface du corps, je
m'arrête à l'idée que c'est l'humeur
de la transpiration.

De là, pour établir une théorie de cette maladie, je considère ce que c'est que la dépravation. Après j'observe le mécanisme de la nutrition, et je trouve, dans une circonstance de cette fonction, quelque chose pour favoriser la mise en action du miasme, qui souvent serait resté long-temps inert. Je reconnais enfin, dans cette action imprimée, la cause du développement de tous les accidens caractéristiques de la rage.

La quatrième partie contient d'abord l'examen de quelques-uns des motifs qui, jusqu'à présent, ont empêché que la rage ne fût classée parmi les maladies curables ; de là, je passe aux raisons qui ont pu induire en erreur sur les moyens employés, en démontrant que, s'il est des circonstances dans lesquelles la communication n'a pas lieu, l'on ne peut par conséquent affirmer rien de positif sur ces succès tant et si souvent préconisés. Je reconnais deux méthodes de traitement, une préservative et une curative.

Je présente mon opinion sur la manière dont doit se conduire celui qui sera appelé auprès d'une personne mordue, et j'indique quelques précautions nécessaires pour la sûreté du traitement prophylactique.

De là, j'examine si la rage est la même chez tous ceux qui en sont affectés, et j'observe des différences qui tiennent ou à la nature du virus inséré, ou au tempérament individuel de chaque sujet, et qui la font varier, soit dans son développement, soit dans son intensité, soit dans son activité, soit enfin dans ce qui peut en rendre la cure plus ou moins facile.

J'examine ensuite la nature du chien, et je trouve dans l'absence

d'une fonction chez lui, la cause
matérielle de la rage spontanée dans
son espèce. J'observe, en passant,
que les hommes qui, par une constitution individuelle propre à eux,
sont privés totalement ou en partie
de cette fonction, sont plus disposés
à contracter la rage.

De cet examen résultent quelques
observations qui me conduisent à
reconnaître que le siége de la rage
n'est pas le même chez l'homme que
chez le chien; j'en tire quelques inductions pour parvenir à connaître les
indications à remplir dans le traitement de cette maladie chez l'homme.
Je parcours ensuite quelques-uns des
moyens qui ont été mis en usage pour
la guérir, et je tâche d'apprécier leurs
effets pour décider s'ils sont curatifs,
et si l'on peut se fier à eux dans les
momens urgens d'une crise de rage.
Enfin, de l'incertitude de tous les

moyens employés, des effets qu'ils produisent, du succès constant de la méthode prophylactique, et du résultat de quelques faits que j'ai observés, je tire un argument pour proposer une méthode raisonnée.

Je termine cette quatrième partie par des réflexions générales sur ce qu'il peut arriver, que des complications entravent quelquefois le traitement proposé.

Les personnes qui connaissent la marche de l'esprit humain, sauront apprécier combien il a fallu méditer, pour parvenir à mettre à la portée de tout le monde, l'histoire d'une maladie sur laquelle jusqu'à présent suivant moi, rien de satisfaisant n'a encore été écrit. J'avoue franchement que j'eusse moi-même été effrayé, si, en ayant soigné un nombre assez considérable de malades attaqués de la rage, je me fusse tout aussitôt imposé la tâche d'écrire sur cette maladie , afin d'établir une théorie d'après laquelle on pût indiquer son traitement curatif. Mais d'abord, après avoir été frappé vivement de ses symptômes, j'ai long-temps médité sur leurs causes ; depuis, ayant fréquemment promené mes idées sur ce qu'elles ont de commun avec tout ce que nous observons chaque jour , j'ai remarqué qu'insensiblement je m'étais apprivoisé avec l'idée de croire que la cure de la rage n'était pas impossible. De ce moment, ayant conçu quelqu'espoir, j'ai tâché d'appliquer, à tout ce que sa nature nous présente, les connaissances et les méditations qui peuvent résulter de l'observation de tous les autres phénomènes de la nature, qui fixent journellement notre attention.

Le désir de me développer les causes et les effets de tout ce qui se présentait à moi dans cette maladie, et les liaisons que j'apercevais exister d'abord entre toutes choses, m'ont fait une loi, puis ensuite m'ont habitué à méditer sur tout ce que je voyais, dans l'intention d'apercevoir la connexion de tous les être entr'eux, et de tous les phénomènes qu'ils nous offrent continuellement. De là, je me suis fait un système, duquel (sans cependant oser l'affirmer) j'ai cru voir dériver quelques idées. Ces idées m'en ont ensuite fait naître d'autres, que je crois très-précises sur la nature de l'organe affecté dans la rage, ainsi que sur un effet dépendant de ce même système général, lequel effet la rend si rapidement meurtrière.

Craignant qu'en exposant ces idées tout simplement, elles ne se présentassent pas à ceux à qui je les communiquerais, avec la même netteté qu'elles ont pour moi, j'ai pris le parti, dans une dissertation que l'on peut regarder comme une espèce d'introduction ou de discours préliminaire, de mettre en avant plusieurs des réflexions qui m'ont conduit graduellement, et qui m'ont amené enfin au corollaire que je présente au public.

Dans cette introduction, d'abord, je considère l'homme malheureux par le fait même de son existence qui entraîne sa destruction ; mais en même-temps, riche de toutes les réflexions que les philosophes nous ont transmises sur sa nature, je les reproduis, et je trouve, dans la partie la plus essentielle qui le constitue ce qu'il est, des consolations et un dédommagement de toutes les misères qui affectent son principe matériel.

Ensuite j'étends mes idées sur tout ce qui se présente à moi. Saisi d'admiration, et émerveillé de tout ce qui m'entoure, je ne puis m'empêcher d'offrir encore l'esquisse d'un tableau, qui, pour la millième fois exposé, n'en paraîtra pas moins toujours aussi admirable. De là, je fixe mon attention sur le mouvement comme principe de la vie. Je passe en revue les différens modes de vie propres aux corps non organiques et aux corps organiques, ainsi que les diverses sources où ils puisent la continuité de leur existence. Je trouve que leurs différens modes de vie tiennent à un mouvement uniforme, imprimé à tout ce qui existe, modifié par les diverses masses auxquelles il a été communiqué; je considère les influences nécessaires des corps les uns sur les autres, et les effets généraux qui résultent de leurs émanations, ce qui me conduit à la théorie de la décomposition et de la recomposition; je promène mes idées sur ce que l'on peut entendre par les influences fortuites, qui concourent à varier d'une manière infinie ces mêmes effets. Enfin , je fixe mon attention sur ce que l'on peut comprendre par ce que nous appelons la nature.

On pourra peut-être, avec raison, trouver cette introduction longue, hors de saison, et sans aucun rapport direct avec l'objet que je me propose de traiter. Mais je demande grâce sous un point de vue. Mes idées sur la rage ne se sont développées qu'à la suite de celles que l'aspect de tous ces grands phénomènes est capable d'inspirer. Alors mon imagination, toute électrisée par la foule de réflexions auxquelles ils peuvent donner naissance , m'a conduit aux résultats que je présente. Je me flatte donc de diriger ainsi mes lecteurs au but où je désire qu'ils puissent arriver , en leur faisant suivre les mêmes sentiers au bout desquels j'ai cru entrevoir la vérité. D'après cela, je sollicite encore l'indulgence du public pour cette Introduction, en faveur du motif qui me l'a fait publier, comme je la sollicite pour tout l'Ouvrage, si les tentatives qui seront faites pour constater l'utilité de ma méthode, ne sont pas couronnées des succès dont je me suis flatté, et dont je conserve encore en moi la plus intime conviction.

Plusieurs critiques pourront peut-être me reprocher de m'être répété quelques fois, et d'avoir présenté à plusieurs reprises les mêmes idées. En cela ils pourraient avoir raison, et je sens la justesse de leurs reproches; mais voici ma réponse ·

Un ouvrage du genre de celui-ci peut être lu par des personnes très-éclairées, qui du premier moment saisissant les idées qu'il renferme, déduiront aussitôt de quelques prin-

cipes mis en avant, toutes les conséquences qui peuvent en découler.
Certainement les répétitions doivent
nécessairement les fatiguer, mais elles
ne sont pas pour elles.

Il est une autre classe de lecteurs
plus nombreuse sans doute, à laquelle cet Ouvrage est plus spécialement destiné. Peu habitués aux combinaisons de certaines idées, qui peut-
être, sans être nouvelles, n'ont pas encore frappé leur imagination, il m'a
fallu, exprès pour eux, insister à plusieurs reprises sur tels ou tels points,
et leur inculquer quelques principes
d'après lesquels ils pussent se pénétrer
des conséquences nécessaires à l'intelligence de l'ouvrage. D'après cela
j'ai cru utile, et même nécessaire,
d'insister sur quelques vérités (du
moins sur des choses qui me paraissent telles) : en les communiquant sous
tous les différens rapports qui peu-

vent les faire mieux sentir, elles pourront être considérées sous divers aspects. De cette manière, j'ai tâché que chaque conséquence que l'on pourrait en tirer, ramenât au principe où je désire que l'on puisse s'arrêter, afin de se pénétrer de la persuasion capable d'encourager aux tentatives indispensables, pour remplir le but de mon Ouvrage.

DISSERTATION

SUR PLUSIEURS

DES GRANDS PHÉNOMÈNES

DE LA NATURE.

Le lecteur dans les mains duquel cet Ouvrage pourra tomber, sera peut-être surpris de trouver en tête d'un Essai sur la rage, une dissertation qui lui paraîtra étrangère à ce sujet. Plus il sera empressé de connaître le but proposé, plus il la trouvera longue et déplacée; et, s'il n'a pas lu la préface, dans laquelle je rends compte du motif qui m'a déterminé à l'imprimer, il me dira : *Au fait, avocat.*

Un conseil tout naturel à lui donner, ce sera, dans ce cas, de ne pas la lire, et de passer de suite à ce qui concerne la rage. Cependant, voici quelques considérations à lui présenter. Il est bien difficile à un homme qui, le matin, dans la journée, le soir, à toutes les heures de la nuit, lorsque quelques circonstances ont interrompu son sommeil, en marchant, enfin dans tous les momens de sa vie, a réfléchi et médité sur la nature de l'homme, sur ce qui entretient son existence, sur ses fonctions, sur ses maladies, il lui est bien difficile de passer sous silence des idées qui sont le fruit de ses méditations, et de ne pas les communiquer s'il a cru entrevoir quelques vérités. Voilà une partie de ma justification.

Si, ensuite, cet homme a étendu le cercle de ses réflexions sur les influences qui peuvent conserver, modifier ou détruire l'organisation animale, il a dû nécessairement considérer les causes de ces influences, et, pour les apprécier, il a dû contempler la nature. C'est ce que j'ai fait, et c'est ce résultat qui est exposé dans cette dissertation. J'ai tâché de le rendre avec précision et netteté : l'on pourra peut-être bien ne pas voir les choses, sous le même point de vue où elles se sont présentées à mon esprit ; mais qu'importe ?

J'espère que, lors même que l'on pourrait m'accuser d'erreurs, ces erreurs, pour être combattues, donneront naissance à quelques idées nouvelles, qui, dans la suite, feront éclore des vérités : ceci est ma justification complète.

D'après cela, avant de parler de la rage, de sa nature, des différentes altérations qu'elle suppose, des moyens employés pour y remédier, et de ceux de ramener l'économie à son état naturel; enfin, avant de développer une théorie de cette maladie, théorie qui est une suite de celle que je me suis faite de la nature de l'homme, il est tout naturel, et l'on ne doit pas être étonné, que je reprenne dans cette dissertation les choses de plus loin.

Il me paraît donc nécessaire, d'abord, de considérer la nature de l'homme. Le premier rapport sous lequel je le considérerai, sera celui de sa composition; le second sera celui de sa fin, ou du but pour lequel sa composition est telle.

Sa composition est le résultat de parties

matérielles, et du mouvement qui se retrouvent dans tout ce qui existe. Il faut convenir que les deux idées de mouvement et de matière sont liées si intimement entr'elles, que l'on ne peut concevoir le mouvement sans un être mu, c'est-à-dire sans matière, et que de même, l'on ne peut concevoir la matière sans l'idée de l'étendue, qui comporte absolument une force d'adhérence entre ses parties, à quelque degré de petitesse que l'on les suppose. Or, cette force d'adhérence est un mouvement continu, imprimé aux principes élémentaires de la matière, par lequel toutes les parties cherchent à se combiner et à rester unies entr'elles; ou, autrement dit, cette force c'est l'attraction.

Ces idées de matière et de mouvement sont communes à l'homme et à tous les êtres : tous les phénomènes de l'astronomie, de la physique et de la chimie, ne sont que les résultats des diverses combinaisons du mouvement et de la matière. Aussitôt que le principe de tout, ou le

primum movens, a agi, TOUT simultanément a existé par l'impulsion que sa seule
volonté a imprimée, et chacune de ces combinaisons a reçu des lois fixes et déterminées, pour se diriger constamment, et
de la même manière, lorsque les mêmes
circonstances se rencontreront; ainsi que
pour produire, par les lois d'attraction,
de gravitation et d'affinités, tous les corps
qui composent l'univers, à raison du mouvement moléculaire particulier par lequel
toutes les molécules s'atteignent, se pénètrent, se combinent, et ainsi prennent,
reçoivent, ou conservent ou changent leurs
formes et leurs propriétés.

En généralisant ces idées, l'on recon-
nait que la composition de l'homme est,
sous plusieurs rapports, la même que celle
de tous les autres corps naturels : comme
eux, par ses parties élémentaires, il gra-
vite, il est étendu, impénétrable, résis-
tant; ses parties réunies sont de même le
produit d'un mouvement intime ou moléculaire, d'un mouvement d'affinités, de

combinaisons. Enfin, ces combinaisons sont l'effet de divers fluides invisibles, impondérables, tels que le calorique, la lumière, l'électricité, le galvanisme, et, sans doute, beaucoup d'autres qui nous sont encore inconnus.

Nous venons de considérer la composition de l'homme, jusqu'alors ne différant pas essentiellement de celle des autres corps naturels ; maintenant, il faut remarquer ce qui s'observe en lui, et ce que l'on ne retrouve que dans les êtres jouissans de ce que l'on pourrait appeler la vie proprement dite ; c'est-à-dire celle dans laquelle se démontre la sensation et le sentiment de l'existence. Ce que l'on observe, c'est qu'il y a en lui un concert merveilleux de mouvement, un concours, une tendance, une direction unanime ; pour ainsi dire, enfin, une conspiration vers un seul but, qui est sa propre conservation.

L'on pourrait peut-être avancer, que cette harmonie d'un mouvement si admirable vient de l'organisation, et est le résultat de l'arrangement des parties. Ne tient-elle pas plutôt à l'influence d'un être intelligent, quel qu'il soit, qui a tout-à-la-fois la conscience, et du but qui est la conservation, et des moyens qui sont les mouvemens imprimés à nos organes? Si cette harmonie était le résultat de l'arrangement des parties, ou de ce que l'on appelle leur organisation, l'on pourrait se demander, mais quelle force a donc déterminé cette organisation? car, il faudrait que cette force eût deux choses : d'abord, la conscience de ce que l'homme doit faire; ensuite, le pouvoir de disposer ses parties en conséquence. Or, tout cela ne peut être le produit de l'organisation, puisque, pour se façonner elle-même, il faudrait qu'elle existât auparavant; ce qui est contre toute supposition.

Si cette harmonie n'est pas le résultat de l'arrangement des parties de l'organisation, il est donc indispensable de reconnaître que ces mouvemens si bien ordon-

nés, à la faveur desquels l'homme se conserve, ont été imprimés, et sont dirigés
par un être pensant, sentant, intelligent
et voulant.

En avouant toutes les difficultés, et
même l'impossibilité absolue, qui se présentent, pour démontrer cette proposi-
tion, il faut cependant affirmer qu'elle est
si plausible, que l'on doit se dispenser de
toute démonstration ultérieure. Il suffit
d'observer la force et la sûreté du mouvement instinctif dans l'homme et dans
les animaux; l'habileté et la sagesse des
mouvemens intérieurs dans la santé,
et même dans la maladie; la permanence
du moi, au milieu de ce flux et de ce
torrent qui renouvelle sans cesse nos parties; l'incompatibilité, ou, si l'on veut,
le peu de connexion qui existe entre les
propriétés de la matière et les mouvemens
auxquels elle obéit, et la faculté de sentir,
de comparer, de juger, de vouloir; en un
mot, entre la matière et l'esprit, pour re-

connaître une main invisible qui dirige toutes ces merveilles avec l'activité de sa toute-puissance.

Cette puissance, qui a coordonné tant de mouvemens réguliers, et tous les phénomènes de l'intelligence dans l'homme, a imposé une condition intérieure et inconnue pour leur action. Cette condition a reçu des noms particuliers : celui de nature, par Hippocrate; de principe vital ou d'ame, par Stahl; d'archer, par van Helmont, etc.; et plusieurs autres encore, par différens philosophes. Celui de principe intellectuel, de principe pensant, me paraît donner une idée plus précise de son essence.

C'est ici que, si l'on prétendait qu'il fût permis d'énoncer une opinion, sur une matière d'une telle importance et aussi abstraite, dans laquelle toute preuve démonstrative est impossible, par l'impénétrabilité du mystère dont la toute-puissance l'a enveloppé, l'on pourrait être accusé de témérité. Ne veuillons donc point examiner toutes ces questions si profondes sur le principe pensant, savoir; comment un être actif, sentant, jugeant, intelligent, impérissable, éternel, diffus dans toute l'économie de l'homme, pourrait être le régulateur de tous ses mouvemens, si ce principe n'était pas l'homme lui-même, le reste n'en étant que l'enveloppe et l'ensemble de ses moyens d'actions. Où est cet être actif, avant qu'il soit joint à des parties matérielles? Quel moyen d'union entre un tel principe et des organes? Comment, n'ayant pas de parties, peut-il agir sur des parties? Pourquoi cet être régulateur paraît-il plus souvent être l'esclave que le maître du corps? Pourquoi paraît-il s'égarer, se dépraver par l'âge, dans les maladies ? Que devient-il enfin après la mort?

Je ne puis nier que toutes ces questions si délicates à résoudre, ne présentent des difficultés insurmontables ; dans ce cas alors, il faut convenir qu'elles sont de la nature de celles que présentent toutes les autres sciences, dans lesquelles se rencontrent une foule de phénomènes, sur lesquels l'on peut aisément se faire les mêmes questions, sans avoir plus de données pour y répondre; car, on peut de même demander, qu'est-ce qu'attraction, affinité, combinaison? qu'est-ce que force d'affinité, force d'adhérence, force de décomposition, force de recomposition? pourquoi les corps qui se combinent prennent-ils d'autres apparences, d'autres propriétés? qu'est-ce que le calorique, l'électricité, le galvanisme, etc.?

Toutes ces dernières questions, aussi insolubles que les précédentes, n'empêchent cependant pas que l'on n'admette toutes ces propriétés, et que l'on ne reconnaisse l'existence de différens êtres, auxquels elles appartiennent spécialement, d'après certaines conditions dans leur organisation.

Ainsi, sans chercher à résoudre toutes les difficultés qui peuvent être présentées, relativement à son existence et à son mode d'action, nous devons donc admettre un être préexistant à tout, tout-puissant, intelligent, universellement étendu, indestructible, éternel, et par qui tout existe d'après les lois immuables qu'il a dictées. Cet être est Dieu.

De même et par les mêmes raisons, la condition intérieure et inconnue, par laquelle des mouvemens si réguliers, tant dans l'organisation de l'homme, que dans les phénomènes de son intelligence, sont dirigés et modérés, à laquelle on a donné les noms de nature, d'ame, d'archer, de principe pensant, de principe intellectuel, ne peut pas davantage être révoquée en doute.

Nous avons énoncé que la composition physique de l'homme est le résultat de parties matérielles et du mouvement. Nous venons de reconnaître que la condition inconnue et intérieure par laquelle son organisation et l'harmonie de ses fonctions intellectuelles sont coordonnées, est un principe actif, immatériel, pensant, jugeant, intelligent, diffus dans toute l'économie de l'homme.

D'après cela, nous pouvons considérer l'homme comme un être composé de deux parties très-distinctes ; une, matérielle, soumise à toutes les lois de la matière ; et une autre, connue sous la dénomination d'ame, qui est créée, spirituelle, jouissant de quelques-unes des propriétés de l'être tout-puissant qui a voulu qu'elle fût jointe à notre organisation. Ne pourrait-on pas la regarder comme une émanation de l'esprit universel sous le rapport de l'immortalité, de l'immatérialité, et de quelques-unes des facultés inhérentes à l'intelligence que l'homme a reçue en partage ?

Nous avons considéré la nature de l'homme sous le rapport de sa composition ; il faut maintenant le voir sous celui de sa fin, ou du but qui a déterminé sa composition.

L'homme, d'après l'ordre général des choses, est destiné à une destruction inévitable que les souffrances préparent, que souvent elles déterminent, et que presque toujours elles accompagnent. Son intelligence lui fait apercevoir tous ces degrés, pour atteindre le moment fatal : quel serait le but de le douer de cette faculté, par laquelle il peut pénétrer dans l'avenir, en appréciant le présent, et en le comparant avec le passé, s'il ne trouvait, dans la nature de ce principe intelligent, un dédommagement de la prévoyance de cette destruction à laquelle, par sa nature, il est condamné, ainsi que des affections pénibles auxquelles il sait que sa substance matérielle doit être soumise? Ce serait, dans ce cas, lui rendre bien terrible l'existence dont il se serait bien passé, si elle se bornait pour lui aux jouissances passagères, qui par fois l'accompagnent, pour le dévouer aux maux, tant moraux que physiques, qui en sont une suite inévitable.

Mais, par une faveur insigne qui n'a été accordée qu'à lui, ce principe de sa prévoyance, qui lui dévoile les peines attachées

à une des portions constitutives de sa composition, à la matière, lui fait en même-
temps pressentir les hautes destinées auxquelles, par sa possession, il se trouve
appelé. Oui, il faut le croire, ce principe
de l'intelligence dans l'homme est un être
impérissable. Après lui avoir donné la su-
périorité qu'il a sur tous les autres êtres
auxquels est adjoint le principe vital, lorsqu'il sera débarrassé des entraves matérielles par lesquelles l'existence de l'homme
devient pénible, cet être impérissable doit
enfin (il est utile de le penser) être reporté au principe spirituel universel, d'où,
je le répète, nous devons espérer qu'il est
émané.

Remplis de cet espoir, persuadons-nous
donc que ce combat qui souvent semble
s'annoncer d'une manière si cruelle, pour
opérer la division des deux principes constitutifs de notre être, ne sera pas si terrible; semblable à la douleur de l'enfante-
ment, cessant aussitôt que l'enfant est séparé du corps de sa mère, et ne lui laissant

alors que la douce impression de la mater-
nité, croyons qu'il sera suivi d'un calme
exquis, en ce que la partie de ce principe
spirituel qui est en nous, étant dépouillée
des lois mécaniques de la matière, les
maux ne pourront plus l'atteindre, et en
ce que, n'étant plus livrée aux impressions
trompeuses de nos sensations, elle pourra
jouir complètement de toute la perfection
de son être.

Si les réflexions consolantes que je
viens de présenter sur la composition de
l'homme, ont pu jamais être placées avantageusement, c'est bien certainement ici,
où il doit être question de faire connaître,
dans tous ses détails, la maladie de la rage.
Il n'y en a certes pas de plus alarmante;
c'est une maladie qui peut être regardée,
avec raison, par la terreur générale qu'in-
spirent ses symptômes, comme la plus
affreuse et la plus cruelle de toutes celles
dont l'homme puisse être atteint, car c'est
un fléau dont nulle précaution ne peut ga-
rantir. Il ne respecte ni rang, ni personne;

l'enfance et la vieillesse en sont de même affectées ; il est produit par un miasme destructeur, sur lequel la force de la santé et la vigueur du tempérament peuvent bien peu de chose, par un miasme qui est un poison meurtrier, à l'effet duquel personne, jusqu'à-présent, n'a pu échapper, lorsqu'une fois inséré, il a subi le travail nécessaire et capable de développer son caractère délétère.

Mais, lorsque frappés d'effroi à l'aspect d'un tableau si effrayant, nous pouvons retrouver en nous la force d'arrêter nos idées sur les principes constitutifs de notre être, ne devons-nous pas laisser alors les personnes trop attachées à la vie, se plaindre et s'affliger à la perspective des maux auxquels elles peuvent être en proie, et plus confians en la bonté de celui qui nous créa, ne devons-nous pas remonter à notre composition ? C'est alors que nous reconnaîtrons que ce principe indépendant de nos sens, est chez nous l'être vivant par excellence, celui par lequel nous sommes animés, celui enfin duquel seul nous devons particulièrement attendre le bonheur.

N'éloignons donc jamais de notre pensée ces idées douces et consolantes ; habituons-nous de bonne heure à nous en pénétrer ; qu'elles soient gravées dans notre ame en caractères indélébiles : nous travaillerons à notre félicité.

Que dans une forêt nous voyions un jeune chêne, dont la racine est rongée par un insecte, se sécher et périr ; qu'à quelques pas de là, nous en voyions un autre, ombrageant de sa cîme touffue un espace fort étendu, se couronner et périr ensuite après un siècle d'existence : en nous interrogeant à la vue de ce phéno-mène, ne devons-nous pas nous dire : Quoi! tous deux n'ont-ils pas atteint le terme de leur carrière ? Et cet intervalle de temps qui nous semble si long entre la durée de l'un et de l'autre, n'est-il pas moindre que le moment de l'éclair auprès de l'in-fini ? Ne soyons donc ni plus étonnés, ni plus effrayés, des variétés qui se rencontrent par des influences fortuites, dans les différentes époques que le cours de la vie humaine nous présente, et envisageons, avec une froide tranquillité, les réflexions auxquelles ces variations pourraient nous conduire. Oui, c'est alors qu'il faut savoir se reporter à ce principe spirituel, qui ne présente aucune prise à la faux du temps, et armés de la force que ce principe seul peut nous prêter, envisageons avec courage les maux qui affligent notre corps, sans murmurer de ce qu'il a plu à l'être tout-puissant de nous créer tels.

Il n'existe personne, à la vérité, favorisé d'une sagacité assez grande, pour juger de l'utilité des maux qui nous assiègent, et dont un des plus cruels, sans contredit, est la maladie de la rage; mais rien dans la nature n'est inutile, que l'on se le persuade. Quant à moi, saisi d'horreur à son aspect, tout en gémissant sur le sort de ceux qui en sont les victimes, je l'avoue franchement : non, il m'est impossible de me dissimuler, que je ne me sens pas doué de la pénétration nécessaire pour connaître le but et la fin de tout ce que je vois, de tout ce qui existe, ni pour juger à quelle intention tout a été disposé de telle ou telle manière. C'est ici alors que je m'arrête sans rien préjuger, et frappé d'un saint respect pour l'ordre, d'après lequel tout marche ainsi, je dis à mon lecteur : Levez donc les yeux, regardez, contemplez, et ne mettez pas en doute que toutes les combinaisons de ce qui existe dans cet univers, hors de notre portée, et qui nous étonne, puisqu'elles ont lieu, ont un but nécessaire, et que par cela elles sont dignes de notre admiration !

Voyez les animalcules, que le microscope nous découvre exister en si grand nombre, dans la plus petite goutte d'eau, qui jouissent de tous les mouvemens les plus parfaits que peuvent exécuter les autres animaux, lorsqu'ils se recherchent, se repoussent, s'arrêtent, avancent ou rétrogradent ; ne sont-ils pas un sujet digne de surprise, si sur-tout nous considérons la

multiplicité des organes nécessaires à toutes les fonctions qui sont indispensables
à leur existence, et la ténuité de chacune
de ces parties si multipliées qui composent chacun de ses organes ?

Frappés du merveilleux que nous admirons dans la délicatesse de ces êtres, si
nous portons nos regards vers le ciel, quel
nouvel ordre de choses aussi surprenantes
se découvre à nous! Des globes immenses
dans l'espace; des masses embràsées qui
semblent être un foyer vivifiant pour chacun d'eux, auxquels elles servent de centre;
un feu toujours brûlant par son essence,
sans avoir besoin d'être alimenté, qui se
communique à toutes les masses parcourant les orbites tracées dans son tourbillon, sans qu'il en soit altéré. Ces globes
et ces foyers ardens multipliés à l'infini,
étincelans par toute la voûte céleste dans
un ordre fixe, nous indiquant que d'autres existent encore dans l'espace, mais dont
l'éloignement et la faiblesse de nos moyens
ne nous permettent pas d'entrevoir ni le

nombre ni l'étendue, et dont néanmoins, par ce que nous en voyons, nous sommes contraints de reconnaître l'existence.

C'est alors que, transportés d'abord, puis absorbés dans une silencieuse contemplation, nous devons nous prosterner et rendre grace à Dieu, de ce qu'il nous a doués de la faculté de sentir l'immensité de son existence par l'immensité de sa puissance, et de pouvoir jouir de ce don précieux que sa bonté infinie a daigné nous accorder.

En effet, pouvons-nous faire un pas, jeter un regard sur les objets qui se présentent à notre vue, fixer le nombre infini de ceux dont nous sommes entourés, sans être éblouis de l'éclat de ce spectacle imposant; sans être saisis d'étonnement, de cet ordre qui règne dans tous les êtres dont ce vaste univers est composé; sans être émerveillés de ces phénomènes, qu'une main toute-puissante a produits et dirigés, de ces phénomènes nombreux, qui montrent, dans chaque être, un mode d'existence particulier qui lui a été assigné, régi par des lois propres à chacun, et fixes et immuables comme la volonté qui les dicta?

L'homme, comme l'être le plus parfait, par la substance spirituelle qui en lui s'unit à la matière, est doué de l'intelligence. Par elle, il atteint plusieurs des lois générales de ce mouvement qui existe dans tout ce dont il est entouré, et auquel il participe. Son intelligence lui fait connaître des rapports divers qui se rencontrent entre les différens êtres soumis à son observation. Par elle, il aperçoit quelques points de contact, au moyen desquels ils se rapprochent et se combinent. Par elle, il découvre plusieurs points de vue nouveaux qui lui laissent entrevoir des phénomènes dont il ignorait l'existence. Mais avec l'intelligence aussi, il pressent que l'effet naturel le plus simple a nécessairement une multiplicité d'aspects si différens sous lesquels il peut être aperçu, que des siècles entiers probablement s'écouleront, et une infinité d'autres leur succéderont, sans que jamais il puisse avoir toutes les idées fixes et vraies, sur les lois d'après lesquelles les corps agissent et réagissent entre eux, et sans qu'il aperçoive les principes de leur action. Il sera vraisemblablement aussi toujours au-dessus de ses facultés, de connaître la nature du moteur d'après lequel tout marche d'une manière constante et régulière, au but de la conservation des êtres dont le grand tout se compose. Ici l'homme doit s'arrêter : il doit reconnaître sa faiblesse ; non, jamais le voile qui lui cache le principe de l'existence des êtres ne sera levé pour lui. Le principe régulateur, d'après lequel tout se meut et tout avance d'une manière déterminée et invariable, lui sera toujours de même inconnu. La vie, la connaissance de son principe et de ses phénomènes, seront au-dessus de sa faible raison et de son intelligence, puisqu'elle a pour principe la volonté du Créateur, et qu'elle est une émanation de sa volonté.

Mais si la puissance de l'homme est si

bornée, qu'il ne puisse rien changer au principe d'après lequel les lois de la nature marchent constamment, pour faire parvenir chaque être au but qui lui est assigné, il ne doit pas, sur-tout alors, négliger une faculté précieuse qui lui a été accordée, celle d'observer, de comparer et de juger. Par une observation précise et constante, ne pourra-t-il pas un jour reconnaître quelques-uns des effets imprimés par le mouvement général, et en tirer quelques conséquences pour apprécier ceux qui lui sont particuliers? Puis, cette portion si intéressante de son être, son intelligence, par laquelle ce qui est au-delà de sa sphère communique avec lui, et qui pénètre où il ne peut atteindre, pourra peut-être un jour arracher à la nature quelques-uns de ses secrets.

Que tout ce qui frappe ses regards fixe donc son attention, et devienne pour lui un sujet de réflexions et de méditations. S'il s'arrête auprès d'un torrent, et qu'il

voye une masse énorme d'eau qui bouil-
lonne et se précipite avec fracas, quoiqu'au premier coup-d'œil tout lui semble se confondre sans ordre et sans loi;
son intelligence lui indiquera que chaque
molécule suit la direction de sa première
impulsion, est détournée de la ligne qu'elle
parcourait par d'autres molécules, dont
les directions auront été aussi changées,
et de là qu'elle prend une ligne moyenne,
aussitôt dérangée par d'autres molécules
qui se succèdent. Alors, par l'usage de la
réflexion, il lui sera prouvé que, de ce
qu'il ne peut démêler, dans cette masse,
les lois régulatrices de chaque molécule, il
n'y en a pas moins une générale de réflexion
déterminée, immuable, toujours active, et
par laquelle chacune d'elles, et toutes ensemble, sont dirigées vers le but assigné à
la masse.

Un tourbillon de poussière lui présentera des phénomènes aussi réguliers et
aussi merveilleux. Il concevra que chaque

atôme qui s'élève suit une loi fixe, imprimée et attachée à la nature différente
de chaque substance composant ce tourbillon.

C'est donc par l'observation qu'il aper-
cevra la marche de tout ce qui est mu autour de lui; c'est par la méditation et la
réflexion qu'il reconnaîtra que tout existe
par le mouvement, et que, par le mouvement, tous les êtres se lient dans leurs
rapports respectifs. Par l'usage de ses facultés, il jugera qu'un être, principe de
toute intelligence, dont la préscience est
une des qualités essentielles, n'a rien mis
en mouvement sans un but et sans une fin
nécessaire à l'ordre général. Il lui sera
prouvé que les phénomènes dont nous
sommes frappés aujourd'hui, sont le résultat de mouvemens compliqués depuis
des siècles; et que ces mêmes phénomènes
seront le principe de plusieurs autres à
observer dans les siècles futurs. Par la méditation, il saura que ce mouvement général, une fois imprimé aux êtres composant

notre globe, fait tout marcher d'un pas uniforme et régulier, sans que, dans la suite, ses lois puissent être changées. Par la réflexion enfin, il lui sera démontré que même les modifications différentes, qui nous semblent des exceptions aux lois générales, sont des lois aussi fixes et aussi régulières, que celles qui nous semblent tenir et dériver de la première impulsion imprimée.

L'observation des phénomènes du mouvement nous conduira à en connaître et à en apprécier quelques effets, et la méditation sur ces effets nous démontrera positivement que c'est par lui que tout vit; mais que si le mouvement constitue la vie, en même-temps qu'il a été imprimé, il a été modifié et soumis à diverses lois, et que chaque modification de ces lois constitue les différentes classes d'êtres, les différentes formes, ainsi que les différens principes d'où dérive la multiplicité de ceux qui composent l'univers.

On pourrait donc, d'après cette idée, définir la vie, l'effet de l'impulsion du mouvement sur la matière , d'après ses différentes lois, d'où résultent les diverses formes et chacun des principes constitutifs de tous les corps.

Ce principe du mouvement communiqué à la matière, doit nécessairement perdre de son activité par la résistance qu'il trouve en elle. Mais cette activité ne serait-elle pas de nouveau alimentée chez les êtres non organiques, par la masse générale du globe, à qui l'on peut présumer qu'il en a été accordé un foyer surabondant, pour la leur restituer à mesure qu'elle s'affaiblit? Il n'en serait pas de même du principe du mouvement dans les corps organiques animés; le mouvement ralenti est la cause immédiate des variations et de la dégradation que nous offrent leur forme et la nature de leurs principes. Dans cette classe d'êtres, le mouvement doit nécessairement diminuer à mesure qu'il s'éloigne de l'impulsion donnée, et enfin cesser entièrement; il n'y a pas dans la nature de leur organisation, ni dans le foyer où ils puisent la continuité de leur existence, cette force permanente et continue, semblable à celle par laquelle les corps non organiques communiquent avec la masse générale du globe, en qui l'on pourrait croire qu'il existe un principe toujours vivifiant, toujours surabondant, et qui a reçu le pouvoir de le transmettre.

On peut facilement concevoir, d'après ces réflexions, que la vie ne doit pas être la même chez tous les êtres.

Après avoir défini ce que c'est que la vie en général, examinons les différentes modifications qu'elle peut prendre, tant à raison de la contexture primitive de chaque être, que du foyer d'où chaque classe d'êtres puise ce qui peut l'alimenter.

Il est deux classes très-distinctes pour diviser tous les corps, savoir : celle des corps organiques et celle des corps non organiques.

Les propriétés qui caractérisent ces

deux classes, ont des caractères si distincts, qu'elles ne me paraissent pas susceptibles d'être confondues.

Les corps non organiques sont ceux dont
chaque portion, en masse, ou divisée, jouit
de toute la perfection de son être, et dont
les différentes portions ne sont pas nécessaires les unes aux autres pour leur existence, ni pour la conservation de leurs propriétés. Le métal, la pierre, etc., sont des
corps non organiques.

Les corps organiques sont ceux dont
quelques parties sont diversement arran-
gées dans leur contexture, de manière
que le jeu des unes est absolument nécessaire à l'existence des autres, et qu'elles
ne peuvent être divisées, sans que toute
la masse du corps organique n'en souffre
et ne perde les propriétés essentielles qui
le constituent tel. Les corps organiques
peuvent ensuite être subdivisés. La nature
des principes attachés à leur différente
organisation, et la diversité des propriétés
qu'elle développe, constituent les corps or-

ganiques animés et les corps organiques
inanimés. Les plantes sont dans cette dernière classe. Les animaux constituent la
première.

D'après cette classification générale et
la définition qui établit les caractères distincts de ces deux grandes classes, il est
constant que les corps organiques et non
organiques ont une vie diversement modifiée ; mais l'on observera que les corps
organiques seuls peuvent éprouver des lésions qui en dérangent le cours.

D'après cela, la vie n'est donc pas la
même dans les deux grandes classes d'êtres
qui existent sur notre globe et le composent ; ils vivent d'une manière qui leur est
propre. L'on peut considérer, dans tout
ce qui jouit de l'existence, plusieurs modes de vie différens. Il y en a trois très-
distincts.

Premièrement, il y a un mode de vie
qui tient uniquement au mouvement général que le *primum movens* a imprimé
à la matière. Il ne faut pas entendre ici

un mouvement de transposition d'un lieu
à un autre, mais un mouvement moléculaire, intime, intestin, par lequel, dans
la nature, rien ne reste dans le même état,
un mouvement par lequel, même dans
le sein de la terre, toutes les substances
inertes en apparence, qui forment la classe
des corps non organiques, sont pour
ainsi-dire vivifiées par cette surabondance motrice qu'elle a reçue pour la communiquer, et se rangent dans un ordre
marqué pour composer tout ce qu'elle
renferme dans ses entrailles. Telles sont
les différentes pierres que l'on y remarque,
les cristallisations que l'on y rencontre, les
minéraux que l'on en retire, et enfin toutes
ces productions si multipliées, que nous
en connaissons à-peine quelques échan-
tillons.

Si ce genre de mouvement, à-la-vérité,
ne se démontre pas distinctement à nos sens,
c'est qu'apparemment, ou ils sont trop
grossiers pour l'apercevoir, ou bien notre

existence est trop courte , pour saisir les nuances de gradations insensibles par lesquelles, par exemple , un être, tel qu'un minéral, passe d'un état à un autre pour atteindre le degré de perfection qui lui est assigné.

Lorsque je parle du degré de perfection auquel un minéral est parvenu , ne pourrait-on pas me reprocher ici de présenter une idée fausse ? Les substances non organiques n'ont-elles pas , dans toutes leurs parties, ainsi que dans tous les degrés qu'elles parcourent , la perfection que comporte leur état présent ? Et lorsqu'elles semblent avoir atteint celui qui nous paraît parfait, n'est-ce pas une perfection de convention que nous avons imaginée , et qui n'a pour durée qu'un temps limité ? Ce même mouvement intestin qui a amené telle substance à tel état , persévérant toujours , il paraît incontestable que tous les êtres non organiques (tant que les lois de ce globe resteront telles) seront toujours dans un état permanent de décomposition et de recomposition.

Arrêtons-nous un instant sur ce que c'est que la décomposition et la recomposition de cette classe d'êtres.

Il paraît incontestable qu'ils ont une vie particulière et propre à leur classe. Or, la vie chez eux ne peut avoir lieu sans un mouvement intestin. Tout mouvement intestin ne peut exister sans une action en plus ou en moins du calorique; ensuite, toute action du calorique ne peut avoir lieu sans un certain degré de chaleur, insensible à-la-vérité pour nous, mais relatif et seulement nécessaire à la nature de l'être. Elle résulte du contact immédiat des molécules composant les masses, et de l'action des principes des corps dont elles sont formées, qui, par l'extrême aptitude aux combinaisons et par la direction particulière du mouvement propre à chacun d'eux, se froissent et cherchent à se pénétrer les uns les autres, pour constituer, par la force d'adhérence , tel être ou tel autre.

Cette chaleur ne peut exister sans causer une dilatation proportionnée et propre à son action, qui tend à diviser les parties constituantes du corps qui en est pénétré.

Ici la force d'adhérence cesse, et les émanations qui s'exhalent nécessairement de tout corps dont le centre est pénétré d'un principe actif, commencent à opérer la décomposition. Enfin, elle s'achève par la même cause qui l'a fait commencer, avec un laps de temps plus ou moins long, mais toujours relatif à la nature des substances qui constituent tel ou tel être.

Les émanations qui résultent de la décomposition, ont chacune une atmosphère dans laquelle certains principes constitutifs sont portés par leur nature plus au loin, tandis que d'autres moins volatils parcourent un espace moins étendu.

Plusieurs êtres se touchant, ou placés à des distances peu éloignées les unes des autres, se trouvant en même-temps dans l'état de décomposition, ont chacun une atmosphère particulière d'émanations qui toutes se confondent ensemble; alors, à raison de leur volatilité plus ou moins grande, les différens principes qui les constituaient ce qu'ils étaient, s'exalant continuellement, il doit de là s'opérer naturellement de nouvelles combinaisons, diversement modifiées par l'union fortuite de tels ou tels principes plus ou moins volatils, qui se rencontrent dans les différens degrés d'atmosphère, environnant ces corps en état de décomposition.

Ici commence la recomposition. La diversité des principes qui peuvent se combiner pendant tout le cours de cette époque, et de cette opération, produit tel être plutôt que tel autre, et fait parcourir à chacun d'eux les différens degrés attachés à leur nature particulière, et qui leur sont propres.

Il y a une observation bien remarquable

dans le mode d'existence, des substances non organiques renfermées dans le sein de la terre; tout nous semble être le résultat de diverses opérations de la nature, ayant rassemblé, dans une sphère qui n'est point hors de la portée ni du foyer de leur action réciproque, les principes qui les constituent telles, et ce qu'elles doivent être. Le lieu où elles sont formées paraît leur communiquer et entretenir chez elles ce mouvement intime par lequel elles vivent; car à-peine sont-elles enlevées de ce foyer d'activité, qu'elles sont des masses comme mortes et passives, restant ce qu'elles étaient au moment de leur extraction. Elles conservent seulement alors, par la force d'adhérence qui dure en elles plus ou moins long-temps, leur forme et leur caractère, parce qu'étant plus simples, ou composées d'un plus grand nombre de principes, leurs surfaces offrent à la rouille des agens extérieurs qui, avec le temps, désorganisent tout, plus ou moins d'action pour les désunir.

Quoique ce foyer d'activité nous paraisse peu apparent, il est impossible cependant de ne point reconnaître combien sont grandes sa force motrice et sa puissance, lorsqu'on le voit produire les masses énormes par lesquelles les volcans sont formés et entretenus, et le travail immense par lequel leur explosion s'annonce et s'opère, soit pour en former de nouveaux, soit pour chasser au-dehors de ceux qui existent, les matières dont la présence devient, sans doute, inutile à leur durée.

Secondement, il est encore une vie passive qui en constitue le second mode. Elle est le développement de plusieurs organes réunis dans un germe. Chez ces êtres que l'on peut appeler organiques, en ce qu'ils ont plusieurs parties diversement conformées, qui chacune paraît avoir une fonction différente, avec des rapports entre elles, leur développement se fait par l'impression le plus souvent fortuite des agens extérieurs. Ce sont eux qui concourent à leur fournir les sucs capables de

leur faire parcourir la carrière et le temps
circonscrit par la nature à chacun d'eux,
aussitôt que les circonstances propres à
développer ce germe ont agi sur lui.

C'est par cette vie que les végétaux
croissent et se multiplient. Ils semblent,
pour ainsi-dire, participer encore un peu,
par les liens qui les fixent sur la terre, à
cette surabondance motrice qu'elle renferme dans ses entrailles.

Ce mode de vie nous offre deux époques bien distinctes. La première tient au
premier mode d'existence des corps non
organiques. Le germe confié à la terre,
reçoit la première impulsion du mouvement intestin général par lequel tout vit;
mais à-peine cette impulsion a-t-elle agi
sur lui, et à-peine son développement le
fait-il sortir de ce foyer d'activité dont elle
surabonde, et qui lui a communiqué le
premier principe de la vie, que de ce
moment la continuité d'existence de cette
classe d'êtres, paraît dépendre du rapport parfait des fonctions attachées à cha-

cun de leurs organes, et présente les phénomènes du second mode de vie, ce qui
établit la seconde époque bien marquée
de leur existence. La vie des végétaux
pourrait donc être considérée, dans ces
deux époques, comme le chaînon qui
unit la vie des êtres non organiques, avec
celle de tous les êtres jouissant de l'organisation la plus parfaite.

Nous avons vu les êtres non organiques
puiser la source et la continuité de la vie
dans la surabondance motrice dont le
globe est pourvu. Examinons les plantes :
une fois sorties de ce foyer, elles semblent
aussitôt vivre par elles-mêmes ; mais alors
il leur faut un principe vivifiant, qui répare
les émanations continuelles produites par
l'action de leur développement, et qui
alimente les diverses parties de leur organisation, afin que chacune d'elles rem-
plisse les fonctions différentes, qui sont
nécessaires à la reproduction des germes.

Cette classe d'êtres s'approprie l'eau et
le calorique, pour le développement de

ses organes. Celui qui est diffus dans l'atmosphère qui les entoure, fournit à leur existence; et il est d'une nécessité si absolue, que, dès qu'ils en sont privés, ils cessent de croître, et bientôt ils périssent.

Mais, outre le calorique qui prépare leurs organes et les développe, on peut affirmer que le principe de la lumière est, pour les plantes, le vrai principe vivifiant, et celui d'où elles puisent leurs vertus fécondantes. Dans les lieux qui en sont absolument privés, nous voyons leur végétation décolorée et à-peine commencée, languir aussitôt et cesser tout-à-fait sans floraison ni fructification. Un rayon de lumière à-peine y est-il admis, l'on aperçoit aussitôt toutes leurs cîmes se tourner vers lui, afin d'en soustraire tout ce qu'elles peuvent en retirer pour leur existence. Le prisme donne passage à la lumière, en divise les rayons et nous en montre les diverses couleurs. L'organisation des pétales de la fleur s'approprie et fixe celles qui lui sont propres, pour en faire voir la beauté d'une façon plus permanente. On pourrait dire des pétales, qu'elles absorbent ces couleurs pour en modifier les nuances de la manière la plus admirable, et qu'enfin, par la lumière seule, toute la végétation semble animée.

Nous venons d'observer, dans ce second mode de vie, un principe actif d'une toute autre nature, présider aux fonctions et vivifier les êtres organiques inanimés. Nous avons reconnu ensuite que c'est à la source de ce principe que les végétaux doivent la perpétuité de leur existence. Passons maintenant au dernier.

Troisièmement enfin, il est une vie active par elle-même, propre aux corps organiques animés, qui forme le troisième mode de vie, et dans laquelle se démontre le principe vital. Ce principe, actif par sa nature, une fois qu'il a été mis en mouvement par la volonté du Créateur au moment de la conception, agit par lui-même pour le développement des organes contenus dans les germes. Aussitôt alors il dirige leurs fonctions et les rapports de chacun d'eux, auxquels il s'associe, afin d'être lui-même conservé dans toute son intégrité, jusqu'à ce qu'enfin, son activité se ralentissant d'abord, atteigne ensuite par degrés et insensiblement, le terme prescrit où il doit cesser d'agir. C'est cette vie qui est particulière aux animaux.

L'animal semble réunir en lui les trois modes de la vie. Comme être, il jouit dans ses humeurs, de celle qui tient uniquement au mouvement moléculaire, intestin et universel.

Par le développement de son germe, par l'accroissement de ses organes, par la communication *des agens extérieurs qui entretiennent son existence*, il a de grands rapports avec les végétaux.

Enfin, par la possession de ce principe vital qui lui est tout particulier, lequel est actif et sensible, il vit tout-à-fait par lui-même; il est indépendant; il peut éviter ce qui lui est nuisible, saisir ce qui lui est utile, et, en appréciant l'impression et les effets

des choses extérieures sur lui , faire ce
qu'il faut pour prolonger d'autant sa carrière , et parvenir à l'époque fixée à chaque espèce, pour terminer le cours de celle
que la nature lui a assignée.

Ayant reconnu que le premier mode
de vie est dû au foyer surabondant du
mouvement communiqué au globe ; que le
second mode de vie est particulièrement
alimenté dans les végétaux par le fluide de
la lumière ; pour indiquer d'où chaque
mode d'exister tire son principe vivifiant,
il faudrait faire connaître ce qui a imprimé
au principe vital le mouvement dont il
jouit, et qu'il a la faculté de communiquer
à son tour , aux êtres qui doivent en être
doués, pour la propagation et la succession
de chacune des espèces.

Mais, je le répète , ce serait remonter à
la source de la vie , et notre esprit qui
doit enfin s'arrêter quelque part , doit ici
trouver le terme , au-delà duquel tout devient mystère pour lui. Il nous suffit de
reconnaître que les êtres organiques ani-

més jouissent d'un principe vital, doué des propriétés qui viennent d'être énoncées, pour sentir que ce mode d'exister est très-différent des deux autres, et qu'il forme un troisième mode de vie bien distinct.

Les deux modes de vie des corps organiques me semblent chacun n'être qu'une modification temporanée et particulière de la vie universelle par laquelle tout existe. Elle est une espèce de vie plus générale qui survit aux autres, et dont la source ainsi que la continuité tiennent à la force d'adhérence, par laquelle seule les principes des corps cherchent, en se pénétrant étroitement les uns les autres, à conserver le point d'union par lequel ils sont fixés ensemble.

Tant que les êtres organiques jouissent pleinement d'un des modes d'exister propre à chacun d'eux, le cours de leur vie parvient tranquillement au terme qui lui est prescrit par la nature ; mais aussitôt qu'ils cessent, tout de suite alors la force d'adhérence se démontre seule ; dans ce

cas, elle conserve ces êtres plus ou moins,
à raison de la nature des principes dont
ils sont composés ; car ils peuvent adhérer
encore plus ou moins de temps, jusqu'à
ce qu'enfin la force de décomposition l'em-
portant sur elle, chaque être qui a joui,
pendant l'époque déterminée, d'un des
modes de vie propre à lui, rentre enfin
dans un autre ordre de choses, pour parcourir, par la recomposition, les diverses
destinées auxquelles la nature doit un jour
le faire parvenir.

Après avoir remarqué que le mouvement moléculaire et intestin, même dans
les minéraux, est seul capable de produire,
à-la-vérité avec un laps de temps très-
considérable, des changemens manifestes
en eux, nous devons juger, que tous les
êtres qui jouissent d'une vie organique,
doivent être exposés à des changemens
bien plus fréquens et bien plus rapides,
puisqu'ils peuvent leur être imprimés, par
les influences fortuites des agens extérieurs, à qui même le plus souvent ils

doivent leur développement, par celles de tous les météores, enfin par celles des divers phénomènes de l'atmosphère. Si ces causes de changement sont plus fréquentes, à raison du plus grand nombre des organes et de la plus grande perfection des êtres, on jugera que l'animal y est bien plus exposé, en ce qu'il réunit en lui le principe vital, pour la conservation duquel l'ordre et les rapports de tant de fonctions sont nécessaires, au mouvement intestin commun à tout ce qui existe, et à la vie organique des plantes, dont il se rapproche par plusieurs phénomènes analogues à ceux de son existence. Ce qui multiplie encore bien davantage chez lui ces causes de changement, c'est qu'il ajoute aux causes produites par tous les agens extérieurs, celles qui peuvent, en outre, résulter de la locomotion. Mais s'il est sur le globe un être chez lequel les causes de changement doivent bien plus se multiplier à l'infini, c'est l'homme. L'action directe du moral sur le physique se fait sentir chez lui d'une manière surprenante ; aussi remarquons - nous qu'il est l'être chez lequel, par les influences fortuites, les dérangemens ont lieu plus vivement et plus fréquemment que chez tous les autres.

Comme, dans le système de la nature, les influences jouent un très-grand rôle, ainsi que dans l'action et la réaction des corps, sur les êtres organiques animés, et que de là dérive l'ordre ou le désordre dans les fonctions vitales, il me paraît indispensable d'indiquer ici ce que l'on peut entendre par influence fortuite.

L'influence est la propriété que peut avoir un corps, de changer, dans un autre corps, la direction du mouvement qui le constitue ce qu'il est, et de lui en imprimer un autre, dont l'action change et modifie d'une manière différente, son état présent, dès qu'il se rencontrera un point de contact par lequel ces corps ou leurs émanations auront pu s'atteindre. L'on pourrait, d'après cela, concevoir que tous les corps non organiques sont ce qu'ils sont, et parcourent les différens degrés qui leur sont assignés, par l'action des influences qu'ils ont réciproquement les uns sur les autres. Nous avons déjà remarqué que, dans les divers états de décomposition et de recomposition qu'ils parcourent, les influences des êtres compris dans l'atmosphère de leur action réciproque, doivent, par leurs combinaisons multipliées à l'infini, porter telles ou telles variétés, et contribuer à leur donner telle propriété, telle nature ou telle forme plutôt que telles autres.

Ainsi l'influence du feu, par une propriété qu'il a de produire la chaleur, en changeant la direction du mouvement, réduit en vapeur les molécules d'eau comprises dans la sphère de son activité, et dont l'état qui tient à leur nature, constituerait la liquidité.

Le fortuit semblerait être ce que le hasard placerait dans une position telle que, sans lui, il y aurait ou il n'y aurait

point telle action d'un corps sur un autre.
Ainsi le fortuit peut placer l'eau, pour lui
faire perdre la liquidité inhérente à son
caractère, dans une atmosphère trop
abondante ou trop privée du calorique
nécessaire à la liquidité, et la réduire en
vapeur ou en état de glace.

Je conviens que, dans l'ordre de la nature, rien ne tient au hasard ; que tout est
enchaîné d'une telle manière, qu'un effet
quelconque est la cause d'un autre effet,
qui à son tour devient cause ; et qu'il en
sera toujours ainsi tant que l'ordre actuel
subsistera. Mais ne pouvant par les effets
connaître toutes les causes, ni prévoir,
par les causes, la multiplicité des effets
différens qu'elles peuvent produire, nous
pouvons regarder comme fortuit pour
nous, le résultat d'une circonstance in-
dépendante de nous, qui nous atteint inopinément ; ou bien l'effet d'une cause non
nécessaire à l'état ou à l'existence d'un
être, qui détermine en lui un autre ordre

d *

de choses, lequel, n'étant point inhérent à son essence, a pu être ou ne pas être.

Ainsi l'influence d'un air froid fera rentrer l'éruption de la rougeole. Ici, c'est le refroidissement de l'air dans l'atmosphère duquel est placée la rougeole, qui, par son action, changeant la direction du mouvement, détermine une autre marche du virus, dont la nature est de se porter au dehors.

Ce froid n'étant pas une propriété nécessaire à l'essence de l'air qui agit sur le virus de la rougeole, et agissant inopinément sans être prévu ni annoncé, peut être regardé ici comme une influence fortuite.

L'influence des météores devient fortuite par ses effets, à l'égard de presque tous les êtres compris dans leur atmosphère ; car elle peut être ou n'être pas active, à raison des dispositions où ils se trouvent, de recevoir ou non l'action qui tient à la propriété de ces météores. On peut, d'après cela, juger facilement à combien de révolutions l'homme doit être sujet, par la multiplicité des choses extérieures qui peuvent l'affecter, et par les différentes dispositions dans lesquelles il peut se trouver.

Une des causes principales qui paraît, chez lui, multiplier considérablement le fortuit des influences, c'est la locomotion. Il n'est personne qui ne sente et ne reconnaisse parfaitement que, chez tout ce qui existe doué du principe vital, il n'y ait une propension naturelle à se mouvoir : un effet résultant de cette impulsion est la marche, par laquelle nous nous transportons d'un lieu à un autre. Or, par la marche, on change continuellement les rapports des choses environnantes, et, par ces changemens, on multiplie les circonstances des influences. Si l'on ajoute à cette impulsion naturelle, que l'homme possède en commun avec tous les animaux, les motifs qui résultent de sa volonté bien ou mal dirigée, il paraîtra constant que telle influence dont il est atteint, est la suite de telle circonstance qui l'a déterminé à se trouver à sa portée, et qu'elle devient fortuite pour lui, puisqu'il aurait pu se trouver dans l'atmosphère de l'influence avec laquelle il s'est mis en contact, ou bien n'y pas être. D'après ces réflexions, les influences fortuites peuvent être considérées, comme la cause d'une multiplicité d'accidens, de maladies et de dérangemens, soit dans l'organisation extérieure, soit dans la composition intime des principes constitutifs de notre être.

L'homme doit reconnaître comme la base des principes constitutifs de son existence, cette vie à laquelle sont imprimées les lois générales du mouvement, avec les modifications qui lui sont propres, et par lesquelles il parcourt la carrière déterminée pour son espèce. Mais il doit aussi juger que les variétés dans ces lois résultantes des influences fortuites, sont tout aussi déterminées, fixes, régulières et même nécessaires dans leurs différentes

périodes, que dans tous les dérangemens
qu'il peut en éprouver.

Tous les hommes étant créés dans la
même intention, et la même puissance
qui ordonna leur existence, ayant eu pour
chacun d'eux les mêmes vues, le principe chez eux à qui d'abord elle fut communiquée, fut le même. Ils la reçurent
tous par la même volonté et par la même
impulsion; mais il était nécessaire qu'à-
peine reçue, la direction de l'impulsion
fût changée. Les influences fortuites opé-
rèrent ces changemens, et aussitôt les modifications se multiplièrent à l'infini; elles ne
se rencontrèrent plus seulement, dans les
circonstances ordinaires de la vie, ni dans
celles du premier développement; elles
se montrèrent très-souvent préexistantes,
dans les germes où elles avaient déjà porté
des changemens, et où elles en avaient
préparé bien d'autres. Cela était nécessaire; car alors, sans ces combinaisons si
multipliées, tous les hommes jouissant par
une même impulsion, d'un même mou-

vement fixe, déterminé et invariable, ar-
riveraient à la même époque, au même
but, de la même manière, par les mêmes
voies et avec une uniformité parfaite.

Après avoir exposé ce que l'on doit
entendre par les influences fortuites, il
est bon d'offrir ensuite quelques idées sur
l'étendue de leur action, et sur la part
qu'elles ont dans les phénomènes de l'existence des êtres organiques animés ; car
c'est presque uniquement sur cette classe
d'êtres, que les influences paraissent réellement fortuites, et qu'elles ont une action non préparée et parfaitement im-
prévue.

L'ordre général a voulu que la nature
fût riche en germes, et cela tant pour sa
perpétuité que pour la conservation des
espèces, auxquelles il a été imposé des lois
fixes et nécessaires pour leur existence.
Mais ces lois sont le résultat d'une telle
multiplicité de circonstances, que, sans
cette grande surabondance de germes, les
influences actives, indispensables pour leur

développement , en rencontreraient trop
rarement sur lesquels elles pussent agir.
Pour prévenir cette extinction des espèces , les germes ont donc été multipliés à l'infini. Par ce moyen, toutes les
fois que quelques - uns de ces germes se
trouvent soumis à quelques-unes des influences fortuites , capables de leur présenter une occasion de se développer ,
aussitôt alors commence chez eux cette
vie organique, pendant laquelle s'opère la
reproduction. Autrement, du moment où
des germes ne se trouvent point placés
dans l'atmosphère des influences fortuites
actives , capables de les développer, ils
subsistent par la force d'adhérence seulement, et ils suivent tout simplement les
lois générales de décomposition et de recomposition, auxquelles sont soumis tous
les corps. L'on voit que du concours des
influences fortuites et de la très-grande
multiplicité des germes, résulte la perpétuité de tout ce qui existe et la conservation des espèces.

D'après cet aperçu, l'on peut aussi juger aisément que, si les influences fortuites sont nécessaires pour le développement des corps organiques, et que, si le plus souvent elles influent sur le terme de leur existence, leur action n'est pas indifférente, dans toutes les circonstances qui agissent sur eux pendant leur durée. C'est leur action qui est l'objet continuel de l'observation de tous les médecins.

Après avoir énoncé plusieurs fois que la nature agissait, mais qu'elle agissait d'après des lois immuables dans l'ordre établi, il serait aussi peut-être à propos avant tout, de développer quelques idées et d'expliquer ce que l'on pourrait entendre par la nature.

Je ne confonds pas ici la nature avec Dieu, qui est son auteur.

La nature est un principe créé, universellement répandu, actif par le mouvement que lui a imprimé le régulateur de tout ce qui existe; un principe qui communique son activité à tout ce qui lui est subordonné d'après les lois qu'il a reçues, et qui règle tous les rapports des êtres soumis à sa puissance par la volonté de Dieu. Ce principe actif étend son empire sur toutes les parties du globe que nous habitons , et peut-être même l'étend-il encore sur tous les globes qui roulent, ainsi que le nôtre, dans ce nombre infini de tourbillons qui remplissent l'espace. Il l'étend aussi, soit directement, soit indirectement, sur chaque molécule dont chaque être est composé, de manière que rien n'est soustrait à sa puissance.

La durée de son action est déterminée par la volonté du Créateur qui , dans l'immensité de l'éternité , a sans doute fixé l'époque, où ce principe a dû commencer à entrer en activité , où dans chaque portion soumise à sa puissance il doit cesser d'agir, et où, par conséquent, tout confondu sans ordre et sans lois par la même volonté , sera un jour anéanti, et (l'on doit le présumer) sera vraisemblablement de nouveau réorganisé.

Ce que nous observons sur notre globe, est, j'ose l'affirmer sans contredit, une image bien faiblement esquissée de ce qui se passe hors de notre région ; mais cette partie intellectuelle de notre être, par le secours de notre imagination, que l'on peut regarder comme la plus subtile et la plus précieuse de toutes ses modifications, nous transporte certainement bien au-delà de notre sphère. C'est là qu'elle nous fait admirer, dans la puissance de la nature, la toute-puissance de celui qui la créa, et qu'elle nous présente comme chose plus que probable, que tout, hors Dieu et notre principe pensant, que l'on pourrait regarder comme une émanation de son essence, et qui sans doute par cela participe à son immortalité, doit avoir un terme déterminé, à raison de l'effet du mouvement continuel qui altère tout, en agissant sur chacun des principes dont chaque chose est composée.

Qu'il me soit permis ici de présenter

une idée, d'après laquelle nous puissions,
par comparaison, entrevoir ce que l'on
doit comprendre par la nature.

Chaque être jouissant de la vie animale,
a un principe vital, actif par le mouvement
qu'il a reçu, qui régit et coordonne toutes
les fonctions de l'animal à l'existence duquel il est atttaché.

Le principe vital est à l'être vivant, ce
que la nature est à l'ensemble de tous les
êtres soumis à son influence ; et de même
que le terme de l'existence de chaque animal est limité, de même chaque masse
composant un ensemble, dont toutes les
parties sont liées entre elles, par des rapports mutuels et nécessaires les uns aux
autres, doit avoir une époque, où ce principe général actif, nommé *nature*, doit
cesser de la régir.

Si l'on n'admettait pas ce principe, l'organisation de tout ce qui existe, serait donc
éternelle comme Dieu, et la matière or-
ganisée jouirait de cette propriété essen-

tielle de la divinité, ce que l'on ne peut supposer.

Le principe vital qui coordonne et régit toutes les fonctions, tous les rapports de l'être vivant dont il doit surveiller l'existence, parvient au terme prescrit, languit, cesse de les diriger, et, par le désordre qui s'ensuit, périt enfin. De même, la nature coordonne et régit les fonctions et les rapports entre eux, de tous les êtres soumis à sa puissance, jusqu'à ce qu'enfin arrive le temps limité, où le changement, puis la cessation des rapports, venant à détruire l'ensemble dans la marche de chaque chose, la dislocation de tout ce qui compose les globes ou chacun d'eux, amène la destruction inséparable de toute organisation matérielle.

Il me semble qu'il serait à présumer que ce principe actif créé doit aussi avoir besoin pour sa conservation, de même que le principe vital, du rapport parfait de tous les êtres qui lui sont soumis et

qui ne sont que les rouages de son existence. L'époque de sa durée se trouve li-
mitée par les changemens nécessaires que
la multiplicité des révolutions des temps
opère sur tous les êtres, d'après les diverses lois du mouvement que l'auteur de la
nature a prescrites.

Mais cependant, il ne faudrait pas croire
que cette destruction fût absolument l'an-
nihilation de tout ce qui existe. On n'aurait qu'une bien faible idée de la puissance
divine, si l'on pensait que cet être tout-
puissant s'arrêtât à l'acte uniquement passif de l'admiration de ces globes qu'il aurait créés, et dont l'existence serait pour
lui le temps de l'éclair auprès de l'éternité. L'essence et le but de la puissance est
d'agir. L'on ne peut donc pas imaginer
que le principe de la toute - puissance,
qui peut tout et fait tout par sa seule volonté, n'agisse pas éternellement. Il a donc,
sans doute, assigné aux différentes masses
roulantes dans chacun des tourbillons
dont l'Univers est composé, un espace de

temps limité, à la fin duquel le principe général actif créé, surnommé *nature*, cessera enfin de les diriger. Ce moment devra nécessairement amener le chaos. Mais n'est-il pas raisonnable aussi de penser que le principe divin rétablira, aussitôt après cette dissolution nécessaire, puisqu'elle a été prescrite, un nouveau principe, une nouvelle puissance, une nouvelle *nature* enfin, chargée de recomposer de nouvelles masses de la manière qu'il lui aura plu de l'ordonner, et de les diriger d'après les lois qu'il aura bien voulu lui imposer?

Ce serait peut-être avancer une idée trop bizarre : mais ne pourrait-on pas croire que ces planètes récemment découvertes, ne soient des masses nouvellement organisées; que, par elles, ainsi, ne soit réparée la destruction naturelle ou la disparition d'autres masses célestes, qui auraient joui, pendant un nombre déterminé de révolutions, d'une existence aussi parfaite que la planète que nous

habitons, et toutes celles que nous aper-
cevons, dont enfin le terme prescrit pour
leur durée serait fini ?

Si j'eusse communiqué les idées que je
vais maintenant exposer, à la suite de celles
qui auraient semblé leur convenir plus particulièrement, c'est-à-dire, après avoir
considéré les sources qui alimentent les
corps non organiques et les corps organiques inanimés, cela eût paru indiquer que
je regardais comme infiniment probable, ce
qu'ici je n'ose à-peine présenter que comme
très-hypothétique. J'ai annoncé que rien
ne peut nous faire connaître le principe,
d'où l'être animé puise ce qui chez lui est
la vie, et je m'en tiens à cette assertion.

Cependant, d'après le point de vue
sous lequel je viens de considérer ce que
c'est que la nature, lorsque l'on s'est
formé quelques idées sur ce principe du
mouvement, je crois que l'on pourrait
hasarder quelques conjectures sur la source
qui, chez l'être animé, entretient la vie.

Toutes vagues qu'elles semblent être, elles peuvent cependant, comme telles, trouver place ici.

En présentant mes idées sur ce que l'on doit entendre par la nature, j'ai défini la *nature* un principe créé, universellement répandu et actif par le mouvement qu'il a reçu, pour le communiquer à tout ce qui lui est subordonné, depuis le globe que nous habitons, et peut-être tous ceux qui roulent avec le nôtre dans l'espace, jusqu'à chaque molécule dont chaque être est composé, de manière que rien n'est soustrait à sa puissance.

Ce mot de *nature*, d'après sa définition, paraît présenter l'idée d'une abstraction. Cependant il faut convenir que l'on sent bien mieux l'existence de ce principe, que l'on ne peut dire ce qu'il est.

Ce principe est-il un fluide auquel le *primum movens* a imprimé un mouvement qu'il doit communiquer, et par lequel toutes les masses doivent être rangées dans un ordre déterminé, pour composer tous les corps d'après des lois immmuables et inconnues ?

Ce fluide n'est-il pas un composé de plusieurs parties, susceptibles de diverses modifications ou propriétés, que développent en lui la contexture des corps qu'il a composés, et qu'il ne cesse de pénétrer ?

Prenons le calorique pour exemple. Ainsi que lui, et peut-être encore plus subtil que lui, ne serait-il pas dirigé par les lois de l'équilibre, et ses effets qui résultent de ces lois, n'entretiendraient-ils pas la continuité de tout mouvement ?

Toutes ces propositions si abstraites, j'en conviens, ne peuvent être démontrées, quoique bien senties.

Selon moi, la nature et le principe du mouvement ne sont qu'un. Ils sont un être matériel, invisible, impalpable, incoërcible par les moyens qui sont en notre puissance, impondérable, jouissant par son essence d'une activité non interrompue, variée à raison de la diversité des lois qu'il a reçues pour la communiquer aux différentes masses, et à raison des combinaisons de ces lois entre elles.

Nous allons examiner quelques phénomènes, produits par la partie de ce principe du mouvement concentré dans les corps inanimés.

Ce principe du mouvement, par son extrême activité, par sa très-grande subtilité, par son excessive aptitude aux combinaisons, et par son essence qui constitue la matière, et sans lequel on ne peut la comprendre, est répandu dans toutes les molécules élémentaires qui composent les masses; cette organisation qu'il leur donne, les rend aptes à développer diverses propriétés. En même-temps, la portion de ce principe, pour ainsi dire comprimée par l'ordre nouveau des molécules élémentaires, tend à se mettre en équilibre avec la partie de ce principe resté libre, de même que la partie libre, dont l'essence est d'être universellement répandue, se combine aussitôt avec la partie concentrée, pour lui refournir ce qu'elle a pu perdre dans l'acte de l'organisation qu'elle a opérée.

D'après ces idées, ne pourrait-on pas considérer ce principe du mouvement, comme le lien par lequel tous les êtres peuvent s'atteindre, se réunir, se combiner entre eux, pour développer la multiplicité des corps qui composent l'univers?

Maintenant, présentons quelques idées, sur un phénomène produit par l'émanation du principe général du mouvement concentré dans l'organisation animale, laquelle portion alors peut prendre le nom de principe vital, et un de ses effets sur la classe d'êtres, chez lesquels se démontre la sensation de l'existence.

Ne serait-il pas possible que, dans chaque espèce d'êtres organiques animés, ce principe vital fût modifié, d'après les diverses lois du mouvement, à raison des différentes formes qui se rencontrent dans les germes auxquels il donne le développement, ainsi qu'à raison des organes où il pénètre, de telle manière que ce principe vital, par son action uniforme et régulière dans chaque circonstance semblable, produit l'instinct particulier et distinctif, dont chaque espèce d'animal est pourvue, et de manière aussi, que plusieurs propriétés des différens principes ou fluides, avec lesquels il reste en rapport comme émanation du principe général du mouvement, fussent développées pour produire les divers phénomènes de la vitalité.

Ce principe créé actif remplit tout l'espace. Dans cet état, sans doute, il y a homogénéité dans sa masse, par la combinaison intime et parfaite des différens principes ou fluides qui constituent son essence, et dont notre milieu ambiant est entièrement composé, mais dont nous ne pouvons reconnaître l'existence que par les diverses propriétés qui se dévoilent en eux. Ceux déjà connus par des phénomènes particuliers, sont les magnétique, électrique, galvanique, calorique, oxigène, celui de la lumière, etc. Il y en a, sans doute, encore une infinité d'autres qui nous

sont inconnus ; mais les savans, certainement nous démontreront un jour leur
existence , par de nouvelles propriétés
que les expériences dont ils s'occupent sans
cesse leur découvriront , et qu'ils nous
feront ensuite apercevoir et connaître.

A-peine ce principe universel, jusqu'a-
lors homogène , a-t-il atteint les masses
susceptibles d'absorber ce qui leur est
propre, et de s'identifier ce qui leur convient, à raison de tel ou tel ordre dans
leurs parties constitutives ; ou même , à
peine a-t-il pénétré dans l'atmosphère de
leurs émanations , qu'aussitôt tel fluide,
divisé du grand principe général actif, par
l'organisation ou l'émanation qu'il rencontre, prend tel ou tel caractère, et agit
par la propriété, que développe en lui la
contexture organique de ce qui se l'est
approprié.

Une simple application nous semble
appuyer cette assertion. Le principe ou
le fluide de la lumière pénètre tout l'espace pour parvenir jusqu'à nous ; la pro-

priété particulière par laquelle il se distingue, est nulle pour chacune de nos parties ; l'organisation de l'œil seule absorbe, s'approprie, se combine avec ce qui lui convient de ce principe, et en développe les propriétés, pour nous en transmettre la connaissance. A-peine cette organisation a-t-elle changé par une crise morbifique ou une influence fortuite quelconque, que les effets de ce fluide redeviennent nuls pour nous, sans cependant cesser d'exister et de nous atteindre.

Appliquons ces idées à la classe des êtres organiques animés.

Pour que le principe actif créé, universellement répandu, ou le principe du mouvement, puisse avoir une action sur tout ce qui existe, il est indispensable qu'il pénètre l'atmosphère ambiante de chaque être, et qu'ensuite chaque être en absorbe et s'approprie la partie qui lui est nécessaire.

Dès-lors, aussitôt qu'une émanation de ce principe général est transmise à un nouvel être de la classe organique animée, au même instant où elle se trouve circonscrite par l'organisation animale, elle prend chez lui le caractère de principe vital; mais elle le prend, sans cependant perdre ses rapports avec la masse dont elle est émanée.

Afin que le principe vital conserve ses rapports avec cette même masse, l'être animé doit nécessairement dans ce cas, avoir, sur toute la surface de son corps, une organisation secrétoire propre à en absorber continuellement ce qui lui convient. L'émanation de ce principe actif devenu alors chez l'être animé principe vital, en même-temps qu'il pénètre toutes les parties du corps de l'animal, chaque partie mise en action par le mouvement que la présence de cette émanation leur communique, s'approprie, par l'acte de la sécrétion et par l'extrême aptitude aux combinaisons, ce qui peut leur convenir. C'est ainsi que par lui, chaque organe et chaque humeur est vivifiée suivant le mode qui lui est propre.

L'on pourrait affirmer, qu'il y a continuité de contact entre le principe général actif ambiant, et celui qui pénètre chaque organe et chaque molécule de l'organe ; car, sans cette continuité de contact, il n'y aurait pas l'effet permanent et continu de mouvement, nécessaire à entretenir la vitalité, et par conséquent l'existence des êtres. Alors de même que chaque pétale de la fleur absorbe, divise et s'approprie, dans la substance de la lumière qui la frappe, la couleur et le principe qui la vivifie et qui lui convient, de même chaque organe de l'espèce animée absorbe, divise et s'approprie, par une action permanente et non interrompue, la partie de ce principe général actif qui lui est propre pour alimenter son existence.

La nature, dont le travail semble tout diriger vers la perpétuité et l'entretien des espèces, s'est peut-être moins occupée de leur conservation individuelle, dont l'époque est toujours fort courte et très-limitée, que de leur reproduction. L'on voit que c'est particulièrement pour cette fonction, que tout ce qu'il y a de plus miraculeux dans ses opérations, a été déployé, afin que par elle tout fût propagé et perpétué.

Le principe vital reste toujours en rapport avec le principe général actif dont il fait partie ; mais lorsque, jusqu'à la puberté, ce principe général a servi au développement des organes et à l'accroissement parfait de l'individu, ne semblerait-il pas plus spécialement consacré à la reproduction ? Alors il se porte, soit aux germes par lui disposés à la fécondation, soit à l'humeur destinée à cette fonction; mais ce n'est qu'après qu'il a été transporté, du cerveau, du cervelet ou de la moëlle alongée, comme centre d'où partent toutes les fonctions, aux organes qui, à cette époque, se trouvent disposés à faire la secrétion de l'humeur destinée à ces fonctions, et après avoir été purifié et dépouillé de ce qui lui était étranger, par chacun des autres organes qui, par lui, se sont vivifiés en s'appropriant ce qui était propre à chacun d'eux.

Ne pourrait-on pas ainsi croire que, dans cet état de pureté, que chaque filière à travers laquelle il a passé, a porté au plus haut degré, il doit être regardé comme une substance éthérée, par laquelle tout être animé devient capable de toutes les fonctions pour lesquelles il a été créé.

Il paraît incontestable que la reproduction, comme je l'ai déjà énoncé, est le but essentiel auquel tend la perfection que nous admirons dans la nature.

Les humeurs destinées à cette fonction me semblent, d'après cela, devoir être toutes pénétrées surabondamment de ce principe éthéré-vivifiant, afin de le transmettre à l'être qui doit en résulter. Mais en même-temps, pour la conservation de l'être fécondant, et pour la continuation de cette fonction en lui, nécessairement il doit puiser dans le milieu ambiant par lequel il vit, une quantité équivalente du principe qu'il a émis. Cette absorption devient une suite nécessaire de la continuité de contact, qui est indispensable à un principe universellement répandu.

L'impression universelle et vive, que procure l'émanation du principe dont les germes et l'humeur séminale sont pénétrés, ne pourrait-elle donc pas être considérée comme l'effet de cette absorption universelle et extrêmement précipitée du principe général actif vivifiant, et de son passage par tous les points de l'individu, afin qu'il soit reporté plus rapidement de toute la surface du milieu ambiant, vers le lieu qui lui est destiné par la nature, pour, de là, réparer celui qui a été employé à l'acte de la reproduction.

Sans rien prononcer sur ce que c'est que le principe vivifiant dans son essence, l'on pourrait, par ses effets, reconnaître qu'en lui existe le principe général du mouvement; que ses diverses modifications, à raison de la nature différente des surfaces qui le reçoivent et l'absorbent, se démontrent par ses diverses propriétés ; qu'il est universellement répandu ; que l'organisation animale imprime un caractère particulier à la portion qu'elle concentre ; qu'elle a par toute la surface du corps, des pores absorbans et secrétoires qu'il pénètre, et au moyen desquels il s'interpose entre chaque molécule qui la compose ; que chaque modification, dans la contexture des organes, s'approprie la partie de ce principe qui est utile à leur vivification, ainsi qu'à celle des diverses humeurs qu'ils élaborent ; que la partie de ce principe, dépouillée de tout ce qui est étranger à la reproduction, et réduite à la plus grande pureté, pénètre en cet état, les humeurs destinées à cette fonction, après avoir été employées jusqu'à l'âge de la puberté, au développement des organes et à l'accroissement du nouvel être ; que tant que ce principe n'éprouve chez l'être animé que l'émanation dont toute substance est susceptible, par le laps du temps et par

l'altération nécessaire chez tout être doué
du mouvement, et qu'il y est réparé par
degrés et insensiblement, il ne procure
aucune sensation notable; mais qu'aussitôt
qu'une masse suffisante pour vivifier un
nouvel être est extraite de chez lui, au
même instant et simultanément, par la
continuité du contact de la masse du principe ambiant avec celui dont tout l'être
est pénétré, il s'opère tout de suite un
mouvement d'absorption et de transposition de ce principe, vers le lieu que la
nature a assigné aux humeurs qu'il doit
vivifier de nouveau, et qu'en même temps,
le transport de ce principe et le mouvement qu'il produit, sont accompagnés
d'une sensation vive, universelle et extraordinaire, qu'aucune autre fonction, sans
doute comme moins intéressante, ne fait
éprouver.

Ainsi, ne pourrait-on pas croire que
ce que l'on appelle vulgairement un air
plus pur, n'est autre chose que le fluide

qui nous entoure, contenant par une influence continue ou fortuite, une somme
plus considérable de ce principe actif par
lequel tout est animé ; que l'organisation
moins parfaite en absorbe et s'en approprie une moindre quantité , et qu'alors le
principe vital paraît languir ; que même
le changement spontané des organes, qui,
avec les années, altère leurs fonctions, ou
leur changement accidentel par cause morbifique , les rend tout-à-fait inhabiles à
se l'identifier , d'où résulte la mort, qui
n'est autre chose que l'absence du principe vivifiant, et la cessation des rapports
de l'être qui en est privé, avec tout ce qui
en est animé ?

D'après les mêmes idées, ne pourrait-
on pas croire aussi que le gaz azotique,
en privant l'atmosphère ambiante du gaz
oxigène ou de l'air vital , cause la mort
si promptement, parce qu'il suspend chez
nous l'absorption du principe général actif,
dont le gaz oxigène fait une partie essen-

tielle, ainsi que la continuité de contact, nécessaire pour alimenter la portion du principe vital, qui est indispensable à l'entretien et à la vitalité de chaque fonction?

Dans l'asphyxie, l'angoisse universelle, l'affaissement absolu que ressent celui qui est exposé à l'air méphytique, présente absolument les mêmes symptômes que ceux de l'évanouissement causé par l'extrême faiblesse. Ce serait à tort, je crois, que l'on accuserait uniquement l'aspiration de l'air méphytique, de produire ces symptômes. Si la respiration est altérée, l'altération que l'on observe dans ce cas, est un poids qui empêche de soulever les côtes, et il me semble devoir être attribué uniquement à l'excessive prostration des forces. La perte de la connaissance, la lipothymie dans l'asphyxie, est, ce me semble, la cessation du rapport des choses extérieures avec le centre des sensations, qu'entraîne cette interruption de contact du principe géné-

ral actif, avec la portion concentrée devenue principe vital.

Si l'on pouvait présenter comme une
induction en preuve de cette opinion, l'air
extérieur qui, au même instant, rétablit
la continuité de contact, et qui, pour
ainsi dire, rappelle à la vie les gens as-
phyxiés, lorsqu'elle n'est pas tout-à-fait
éteinte chez eux, je pense que ce serait
ici le lieu de le faire. Ce moyen est le seul
que l'on doive employer au premier moment, et le seul qui ait quelque succès.

Ces réflexions nous conduiront à reconnaître que tout ce qui peut affecter
l'organisation cutanée, ou paralyser ses
fonctions, doit nécessairement interrompre le cours de la vie, en interceptant la
communication de ce principe du mouvement, qui doit transmettre la vie aux organes
soumis à sa puissance. On verra, dans le
cours de cet Ouvrage, que l'application
de cette idée à la maladie de la rage, explique combien elle doit être meurtrière,
ainsi que la rapidité de ses ravages.

L'on pourrait donc regarder la vie,
comme l'action du principe général du
mouvement, transmis de toute la surface
extérieure du corps par les extrémités
nerveuses, au centre des sensations, dont
la réaction partant du même centre, com-
muniquerait l'oscillation propre à chaque
organe et à chaque fonction.

Du système que je viens de développer, on pourrait conclure que, si une
perte trop répétée de l'humeur à laquelle
ce principe est spécialement affecté, énerve
et souvent détruit l'être chez lequel elle
a lieu, ce n'est qu'à l'émanation trop
abondante de ce principe que ces accidens doivent être attribués; dans ce cas
elle l'énerve, moins sans doute, en raison de la perte de l'humeur en elle-même,
qui, en si petite quantité, semblerait ne
devoir pas entraîner avec elle l'épuise-
ment et les maux qui en sont la suite,
qu'à raison du principe de la vie qu'elle
contient surabondamment. L'on sent bien
que ce principe ne pouvant être suppléé

que par une nouvelle quantité, que l'être vivant doit puiser de nouveau dans celle qui est universellement répandue, cette opération ne peut avoir lieu très-fréquemment, qu'en fatigant l'organisation destinée à cette fonction.

Resterait maintenant une chose très-intéressante à savoir.

Cet organe secrétoire, étendu sur toute la surface du corps, qui absorbe la substance éthérée vivifiante qu'il s'approprie, en la soutirant du principe général actif universellement répandu, de quelle nature est-il? Cette question semble difficile à résoudre. Mais puisque l'on n'a aucune donnée positive, qui puisse fournir matière à y répondre, nous trouverons peut-être dans l'observation anatomique des nerfs, une réponse très-hypothétique à la vérité, mais que nous allons présenter comme telle.

Le système vasculaire nous offre une conformation particulière aux fonctions pour lesquelles il est destiné. Les vaisseaux qui doivent porter un fluide quel qu'il soit, ont un foyer d'où ils partent. Ils sont très-consistans et plus volumineux lorsqu'ils en sont plus proches ; à mesure qu'ils s'en éloignent, leur diamètre diminue par la multiplicité de subdivisions qu'ils subissent; enfin, ils deviennent imperceptibles et prennent une consistance molasse, et, pour ainsi dire, pulpeuse, lorsqu'ils parviennent au point où doit être portée l'humeur qu'ils contiennent.

L'on voit bien, dans cette opération, une force vitale qui, du centre où elle réside, conduit à la circonférence, ce qui est nécessaire aux diverses fonctions attachées à la nature animale. Mais ici l'on pourrait bien encore se demander, Qu'est-ce qui dirige cette force vitale vers ce centre, et comment peut-elle s'alimenter pour entretenir son existence?

Après avoir indiqué le foyer d'où elle est émanée et qui sert à la conserver, examinons quel est l'organe qui sert à cette fonction.

La conformation nerveuse semble absolument être en sens inverse du système vasculaire. L'on a toujours regardé le cerveau comme un point central d'où partait l'origine des nerfs, pour de là se porter et communiquer à tous les points de l'individu. Mais vers leur point de communication avec le cerveau et le cervelet, les nerfs sont grêles, peu solides, et même plusieurs sont si faciles à rompre, que l'on pourrait dire que leur substance est médullaire ou pulpeuse. A mesure qu'ils s'écartent de ce que l'on appelle leur origine, ils se subdivisent ; mais, chose extraordinaire, en même-temps ils deviennent plus volumineux et ils prennent plus de consistance. Enfin, dans cet état, ils pénètrent les différens organes et toutes les parties dont notre corps est composé. A-peine y sont-ils entrés, qu'ils y perdent cette forme nerveuse que l'on observait auparavant, et par laquelle l'on pouvait suivre leur trace. Ils y sont tellement confondus, que l'on serait fondé à croire qu'ils forment la masse la plus considérable des parties constitutives de tous les organes où ils s'épanouissent. C'est même alors que l'on ne peut plus dire ce qu'ils sont devenus, ni quel mode d'exister ils ont pris.

Il me semblerait tout naturel de penser que le système nerveux suit les mêmes lois que suivent les autres vaisseaux, qui diminuent de volume, à mesure qu'ils s'éloignent davantage du foyer d'où part le point de leur circulation.

Ainsi, une des extrémités nerveuses répandues sur toute la surface du corps, par une organisation intime et particulière préparée pour cette fonction, puiserait par toute cette surface dans le milieu ambiant, le fluide vivifiant extrait du principe général actif universellement répandu? Ensuite, chaque organe, chaque partie serait vivifiée, par ce que la contexture propre à chacun soustrairait de la masse absorbée, pour sa vitalité particuliere ; puis, épuré de toute partie superflue , ce principe éthéré serait transmis par l'autre extrémité nerveuse, au cerveau, au cervelet, à la moëlle alongée d'où partent toutes les fonctions, et auxquels se rapportent toutes les sensations. Ainsi donc, le foyer alimentant serait hors de nous; ainsi l'organisation nerveuse destinée à en absorber les parties nécessaires à l'entretien de la vie, serait à la surface externe du corps, et le point auquel se porterait la partie éthérée, ce principe du mouvement dans l'état le plus simple, qui aurait été extrait du principe vivifiant, serait la substance médullaire, à laquelle aboutirait l'autre extrémité nerveuse.

Il est reconnu que c'est en cet organe médullaire, que semble plus particulièrement exister le centre où réside le principe du mouvement, par qui, à raison de la continuité de contact, chaque chose hors de nous communique avec nous, suivant le mode particulier propre à chacune, et d'où part l'impulsion oscillatoire, qui met en jeu les fonctions nécessaires à l'entretien de notre existence et à la reproduction. Ce qui paraît le démontrer parfaitement, c'est que l'on sait que toute lésion, toute altération, ou même la plus simple compression de cette substance, dérange les fonctions et cause aussitôt la mort.

L'on pourrait ici faire observer que l'impulsion oscillatoire agit plus ou moins vigoureusement, à raison de la présence de ce principe vivifiant, de ce principe du mouvement qui se rencontre en plus ou moins grande quantité dans tel ou tel organe, suivant la nature de la fonction à laquelle il est destiné. Ce mouvement oscillatoire doit donc avoir une activité bien plus grande sur les organes reproductifs, puisqu'ils doivent en posséder une surabondance telle, que la quantité suffisante pour imprimer le mouvement à un nouvel être, puisse lui être transmise, aussitôt et toutes les fois qu'une influence se présentera pour l'accomplissement de cette fonction.

Ceci explique la rapidité avec laquelle l'impression des choses extérieures est transmise au centre des sensations, et la vivacité de la réaction imprimée par l'impulsion oscillatoire, sur des organes déjà surchargés du principe éthéré vivifiant.

Nous avons déjà énoncé que tout vit par le mouvement; que c'est par lui que tous les êtres se lient dans leurs rapports; qu'en même temps qu'il est imprimé, il est modifié et soumis à diverses lois; que chaque modification de ses lois constitue les différentes formes et les divers principes d'où dérive la multiplicité des êtres.

Nous venons de voir que le principe général actif créé est le même que le principe du mouvement, par lequel tout marche dans l'ordre des choses créées.

Nous avons vu que la diversité des êtres ainsi que celle des organes, modifie ses lois; que ce principe actif réunit en lui diverses propriétés, qui se développent par la rencontre fortuite de telle organisation capable de soustraire de cette masse générale de mouvement, la portion susceptible de nous en faire connaître l'existence.

Si ensuite l'on veut avoir une idée de la force et de la nature du principe actif créé, du principe général du mouvement concentré dans l'organisation animale, l'on peut observer ce principe vital dans l'œuf de l'insecte le plus petit; il résiste au froid le plus rigoureux; il ne perd pas le calorique nécessaire à sa vitalité, quoiqu'étant exposé à une atmosphère qui en est absolument privée, et capable de le soutirer de toutes les autres substances qui y sont comprises, au point d'opérer le plus souvent leur désorganisation complète.

Nous avons vu les corps organiques distraire du principe général ce qui est capable d'alimenter leur existence, en leur fournissant ce qui est nécessaire à la vivification de chacun des organes. Il nous a été indiqué que la contexture intime de chaque viscère subdivise de ce principe du mouvement, une impulsion vivifiante tout-à-fait distincte. Il nous paraît probable que la portion de ce principe dans l'état le plus simple, parvenue au centre des sensations, imprime un mouvement oscillatoire, qui se propage de ce centre à toutes les parties auxquelles il doit être communiqué.

Après avoir reconnu que la reproduction est le but essentiel auquel tendent toutes les opérations de la nature, essayons de présenter quelques idées sur le mode d'agir de ce principe vivifiant, pour la propagation de son action sur les êtres organiques animés, lorsque, concentré en eux, il a pris le caractère de principe vital.

La portion du principe vivifiant, parvenue aux germes dans le sexe, et à l'humeur destinée à la reproduction chez l'être fécondant, entretient ces parties dans un état de vitalité surabondant, avec un caractère particulier, dépendant de la conformation différente qui se rencontre dans les sexes; il les entretient aussi dans une disposition très-active, à cause de la surabondance du principe du mouvement, dont ces parties sont douées, et par laquelle elles sont plus aptes à recevoir toute impulsion oscillatoire capable de leur être transmise.

Nous avons remarqué la vivacité avec laquelle l'impression des sensations agit sur l'action oscillatoire qu'elle transmet aux organes riches de ce principe vivifiant.

Maintenant, lors de l'acte de la reproduction, examinons ce qui se passe. D'une part, l'impulsion oscillatoire est fortement excitée par l'impression des sensations, dans les germes jouissant d'une vitalité excessive; de l'autre part, l'émanation surabondante du principe du mouvement, si bien exprimée par les mots *ora seminalis*, exhalée de l'humeur séminale, par l'excès de son activité avide de combinaison, cherche une substance sur laquelle elle puisse avoir quelque action. Si alors, par une influence fortuite, ces deux principes du mouvement, qui sont les mêmes par leur essence et par leurs propriétés communes, cependant avec les variations qu'ils tiennent de la différence des organes qui se les sont appropriés; si, dis-je, ces deux principes du mouvement se trouvent dans une sphère qui ne soit pas hors de la portée de leur action, alors par leur extrême aptitude à la combinaison, ils tendront à se réunir pour se confondre, pour se pénétrer, pour s'identifier. Aussitôt, par leur contact mutuel, il s'opérera une combinaison précipitée, et tout au même instant est opérée la conception.

Ces deux principes, aussitôt réunis dans le nouvel être, forment le principe vital; après leur réunion, ils ne conservent aucun des caractères particuliers que, séparément, ils avaient auparavant. Ce contact mutuel, cette combinaison ne peut s'opérer sans un mouvement oscillatoire extraordinaire et nouveau, qui se communique dans le germe, à toutes les parties organiques qui le constituaient tel ou tel. L'on pourrait croire qu'à cette époque, le changement de direction des principes qui formaient alors leur vitalité particulière , change leur forme tout au même instant. L'on ne peut concevoir un changement de forme , sans reconnaître un premier développement , qui s'opère en même-temps sur tous les points. Ensuite il se continue par la même cause qui l'a fait commencer. Ceci ne nous expliquerait-il pas le développement qui succède à la conception ?

D'après les idées que je viens d'exposer, il est facile de juger de quelle importance doit être , dans la classe des animaux , la parfaite organisation des parties qui servent à entretenir la communication du grand principe général actif avec le *sensorium commune*, puisque c'est d'elle que dépend la réaction qui met en jeu toutes nos fonctions. D'après les mêmes idées, il me semblerait prouvé que le principe vivifiant est absorbé avec telle ou telle modification, à raison de la différence que présente telle ou telle surface, et que chacune des diverses modifications se démontre par une propriété distincte.

Maintenant cherchons à tirer quelques conséquences des réflexions que je viens d'exposer. Il est d'abord reconnu que l'organisation du chat soutire une portion de ce principe du mouvement, dans lequel surabonde la propriété électrique. Il est reconnu que telle ou telle organisation sert de conducteur à ce même principe vivifiant, avec les propriétés galvaniques. Ne serait-il pas naturel de se dire alors : la multiplicité de nuances que peut offrir le tissu nerveux organique dont toute la surface du corps est recouverte, ne doit-elle pas soustraire nécessairement dans le milieu ambiant, le principe vivifiant, avec autant de nuances que celles qui peuvent exister dans le tissu nerveux, quoique les propriétés qui diversifient toutes ces nuances soient insensibles pour nous ?

La perfection dans la direction du mouvement est un point unique dans l'organisation animale. Elle peut ne pas être détruite par une déviation de la ligne directe, lorsqu'elle n'agit pas absolument en sens inverse, mais elle languit.

Appliquons le développement de ces mêmes idées aux maladies nerveuses.

Une des extrémités nerveuses, par une organisation propre à cette fonction, absorbe, du milieu ambiant, le principe général du mouvement. Chaque organe s'en approprie la portion, dont la propriété convient à sa contexture individuelle pour sa vivification. Enfin, par l'autre extrémité nerveuse, une portion de ce même principe général parvient aux organes médullaires avec les propriétés particulières qu'ils développent en lui; il y parvient, comme centre des sensations, et foyer d'où part le mouvement oscillatoire qui met en jeu toutes les fonctions. Ayant une fois admis que le point de perfection est unique dans l'économie animale, ainsi qu'en toute chose, si, par une influence nécessaire ou fortuite, le tissu nerveux organique éprouve un changement dans sa contexture extérieure, il en résultera que ce principe vivifiant général n'étant pas admis avec toutes les propriétés nécessaires à la perfection de l'existence, la réaction qui détermine le jeu de toutes les fonctions se ressentira de la modification du principe vivifiant, qui alors ne sera pas transmis au centre des fonctions dans toute sa pureté ; il s'ensuivra que ce principe vivifiant, admis avec toutes les nuances variées que peut offrir le tissu nerveux, multipliera infiniment les sensations. Par-là l'on peut concevoir la bizarrerie de tous les effets observés dans les maladies nerveuses.

L'on doit reconnaître, d'après les mêmes idées, que, si le principe vivifiant est admis, privé d'une partie des propriétés essentielles à la perfection des fonctions, toute la machine languit par ce défaut dans le principe du mouvement, et qu'un malaise général, une grande faiblesse suit ce genre d'affection. Mais si, au contraire, il est admis avec des propriétés surabondantes, étrangères au mouvement intestin propre à l'organisation animale, il s'ensuivra une réaction violente et extraordinaire qui sera transmise aux fonctions. Elles en seront dérangées, et ce genre d'affection se développera avec tout le caractère spasmodique, et même avec les convulsions.

Ne pourrait-on pas croire que, dans les temps anciens, lorsque les athlètes et les gladiateurs oignoient la surface de leur corps pour obtenir plus de force et de souplesse, s'ils en éprouvaient des effets avantageux, ce n'était qu'à raison de l'organe aspirant dont ils fortifiaient les fonctions absorbantes. Alors le principe vivifiant était transmis plus rapidement et plus abondamment au centre d'où part la réaction.

D'après ces réflexions, nous pouvons reconnaître combien notre hygiène est encore éloignée de la perfection. Jusqu'à présent, elle n'a presque encore considéré les fonctions de l'organe qui recouvre toute la surface de notre corps, que sous l'aspect perspiratoire ; et, sous ce point de vue, toutes les choses qui ont été recommandées, n'ont toujours eu pour objet unique, que d'ouvrir les pores, afin de favoriser les émanations perspiratives. Maintenant il faut espérer qu'en envisageant cet organe sous l'aspect aspiratoire, la médecine un jour, d'après les observations que la méditation ou le hasard lui permettra de saisir, parviendra enfin à reconnaître l'étendue et l'utilité des secours qu'elle peut avoir entre les mains. Elle trouvera, sans doute, quelque moyen nouveau de fortifier l'organe absorbant, et de l'entretenir dans un état de perfection telle que, par les voies de communication que la nature tient constamment ouvertes à cette fonction, le principe général actif hors de nous, pourra plus facilement, d'une manière plus vigoureuse et plus long-temps continuée, alimenter la portion concentrée en nous connue sous le nom de principe vital. Ainsi, en prolongeant, autant que possible, ses relations avec toutes nos fonctions, elle pourra parvenir à étendre le cours de la vie.

Il est bon d'observer ici que l'organisation des pores absorbans dont les feuilles des arbres sont pourvues, et qui servent à leur nutrition, est reconnue depuis long-temps. L'absorption de l'opium, qui calme les douleurs lorsqu'on l'applique sur la peau, prouve aussi que, chez les animaux, les organes absorbans sont très-multipliés sur toute la surface du corps. L'introduction de tous les miasmes morbifiques, ne peut être comprise que par l'existence d'une organisation aspirante qui les absorbe. Pourquoi n'attribuerait-on pas, à cette organisation universelle dans l'économie animale, une fonction aussi intéressante que celle de l'absorption du principe vivifiant dont les végétaux sont reconnus jouir, à raison d'une organisation semblable. Pourquoi aussi la médecine ne découvrirait - elle pas un jour quelque moyen de remédier aux affections qui attaquent l'organisation aspiratoire, si utile à la communication du principe général de tout mouvement, avec l'émanation qui se trouve concentrée par l'organisation animale ?

Chez les animaux, dont l'instinct les porte à vivre exposés à toutes les influences fortuites les plus nuisibles à leur existence, l'on voit avec quel soin la nature garantit cette organisation absorbante, en la couvrant de poils. C'est certainement à cette intention que l'extérieur de leur corps en est si abondamment couvert.

La tête de l'homme, comme foyer de tous les sens, et les organes reproductifs n'en seraient-ils pas aussi pourvus, à cause de l'importance de leurs fonctions ; et de plus, ne pourrait-on pas soupçonner que ces fonctions en sont fortifiées par une absorption locale toute particulière à elles ?

Ne voyons-nous pas aussi les personnes couvertes de poils, avoir plus de vigueur? Le principe vital chez elles a plus de force, sans doute, à raison de ce qu'ils protègent cette organisation, par laquelle nous communiquons avec le principe qui vivifie tout et qui est si universellement répandu.

Après avoir indiqué la source où les êtres non organiques et les êtres organiques inanimés puisent le principe de leur existence et sa continuité, ne semblerait-il pas probable que l'être organique animé puise le principe et la continuité de son existence, dans une émanation de ce principe général créé actif et universellement répandu, qui lui imprime le mouvement qu'il a reçu, laquelle étant concentrée dans l'organisation animale, par une contexture propre à se l'identifier, devient principe vital et prend alors un caractère tout particulier, sans cependant perdre ses rapports avec la masse générale d'où elle est émanée?

Il est prouvé que l'homme ne connaît pas parfaitement ni la nature du principe vivifiant, ni le moteur de ses organes; qu'il ne peut rien sur la marche générale, ni sur le mouvement imprimé à tout ce qui existe hors de sa sphère; et enfin qu'il ne peut avoir d'influence sur les principes du mouvement général qu'il a reçu. Mais avec son intelligence, ayant été doué de la faculté de comparer et de juger, il a dû résulter de ces facultés la possibilité de choisir. A quoi lui servirait cette possibilité de juger et de choisir, si le régulateur de tout n'eût pas permis que quelques lois de modification rentrassent par fois dans son domaine ? Aussi a-t-il voulu qu'il eût quelque puissance sur les lois de désordre, d'après lesquelles il marcherait d'un pas qui le ferait parvenir à sa destruction, avant l'époque qui a été assignée à son espèce, de même que sur les lois qui régissent les choses qui ont une action immédiate sur lui. C'est dans cette intention qu'il a mis à sa portée des moyens que l'observation et la réflexion développent à son intelligence, afin qu'il puisse écarter ce qui, à son égard, serait erreur de la nature; modifier les lois du mouvement, lorsque le changement de direction par les influences fortuites peut accélérer sa destruction, afin qu'il puisse éloigner d'après sa volonté, à-la-vérité seulement dans les choses utiles à sa conservation et à ses jouissances, celles qui peuvent lui nuire; et enfin pour qu'il puisse rechercher et s'approprier celles qui peuvent prolonger son existence.

Nous venons de considérer l'homme, comme destiné par l'ordre général établi, à une destruction inévitable; nous avons reconnu qu'il est le seul être chez lequel elle ne soit pas complète, puisque chez lui le principe le plus précieux échappe à cette destruction.

Nous avons ensuite contemplé avec surprise ce qui est soumis à nos sens, depuis l'être dont, sans le secours des machines que notre génie a inventées, l'existence nous fût toujours restée inconnue à cause de son extrême petitesse, jusqu'à ces masses immenses dont l'imagination ne peut atteindre ni l'étendue, ni la multiplicité.

Nous avons remarqué une propriété commune à tous ces êtres, laquelle est le mouvement; il nous a paru tout naturel de conclure que c'est par lui que tout vit. Mais ce mouvement n'étant pas le même chez tous les êtres, cela nous a prouvé qu'il a des lois modifiées par les diverses masses auxquelles il a été imprimé, lesquelles masses à leur tour, en changeant sa direction, en reçoivent de nouvelles propriétés et de nouvelles formes.

Nous avons examiné la vie comme l'effet du mouvement chez les différens êtres, et nous avons reconnu trois modes de vie très-distincts par leur principe et par leur source.

Nous avons observé ensuite, qu'il est des lois de désordre qui résultent des influences fortuites d'un corps sur un autre, par lesquelles la direction de mouvement changée, dérange la marche naturelle qui conduit un être au terme où il doit parvenir. Nous avons vu enfin, que l'homme jouit d'une faveur toute particulière qui lui a été accordée, en lui donnant les moyens de modifier ces lois, lorsqu'elles tendent à sa destruction.

Maintenant, nous allons entrer en matière et examiner l'étendue de ces moyens, relativement aux causes qui altèrent notre existence. Ensuite, comme dans le cours de cet Ouvrage, il nous paraîtra prouvé que la maladie de la rage tient à la dépravation d'une humeur, ainsi qu'à l'altération d'un organe, nous allons commencer par examiner les différentes causes d'altérations que nos organes et nos humeurs peuvent subir; de-là, après avoir présenté quelques réflexions sur les sécrétions en général, à raison de la différence de la substance parenchymateuse des organes et des viscères qui les préparent, nous ferons observer que tout changement dans la fibre primitive et dans le mouvement oscillatoire qui lui a été imprimé, altère les humeurs, de même que tout changement dans ce mouvement intime des humeurs, qui en constitue les différens principes, et chacune des espèces, est une cause de l'altération des organes, et même de leur désorganisation.

ESSAI SUR LA RAGE.

PREMIERE PARTIE.

De la connaissance des lois générales et particulières du mouvement, de celle des divers phénomènes que nous présente la nature de chaque être, de celle des différentes propriétés des corps, ainsi que de leurs rapports respectifs, sont nées toutes les sciences positives.

La connaissance de l'homme dans sa structure, dans les rapports que ses organes ont entre eux, dans ceux qu'il a avec tous les corps qui sont en contact avec lui, et dans les moyens qui lui ont été accordés pour modifier les mouvemens irréguliers qui détruiraient son existence, a donné naissance à la science de la médecine.

L'on saisit aisément l'étendue des lumières qu'elle nécessite, et l'on juge facilement combien les ressources qu'elle a entre les mains, sont faibles contre la multiplicité de dérangemens que peuvent produire, sur l'ordre nécessaire à la vie, les complications de nos organes, qui tous agissent d'après une loi propre et particulière à chacun d'eux.

Cependant, lorsque l'action vitale n'est pas encore très-altérée, lorsqu'aucun organe ou viscère n'a point encore subi une désorganisation complète et irrémédiable, l'observation transmise depuis long-temps, l'expérience des siècles et les réflexions d'une foule de savans qui ont médité sur le passé et l'ont comparé avec le présent, ont enrichi la science de la médecine d'un grand nombre de principes qui sont prouvés et certains. C'est en ne nous en écartant pas que nous pourrons, dans certaines circonstances, moduler la force, et changer la direction du mouvement destructif de notre être, pour lui rendre celles qui peuvent être nécessaires à notre conservation.

La médecine a toujours eu pour objet de remédier aux dérangemens qui s'opèrent dans la santé. Elle a donc dû naturellement classer les maladies à raison de l'altération des fonctions que l'homme sain peut éprouver. Par-là, elle a tâché de fixer l'attention des médecins sur la nature et les causes de chaque genre d'altération auquel la conformation de chaque organe peut être exposée, et alors chacune a reçu un nom particulier. Après cela, chaque maladie a été le sujet des méditations d'un grand nombre de savans qui les ont observées sous toutes leurs phases, et ont comparé ce qu'ils avaient vu, avec ce qui avait été dit avant eux sur chacune d'elles. Il ont ensuite discuté les observations que leurs prédécesseurs leur avaient transmises ; mais aussi ils ont laissé à leurs successeurs plusieurs points de discussion à éclaircir.

Les moyens empiriques pour combattre les différentes maladies, ont aussi été examinés ; ceux que les principes de la science, l'observation et l'expérience ont consacrés, ont de même été analysés. Des règles de conduite sages dans l'usage de tous les objets soumis à nos sens, ont été réduites en maximes, pour prévenir, dans nos fonctions, ces dérangemens si multipliés, qui donnent naissance à toutes les maladies dont nous sommes journellement les victimes. Enfin, la médecine a embrassé, dans tous ses détails, la vie de l'homme, depuis le moment de la conception jusqu'à celui où ce principe animé quitte sa terrestre demeure, et elle l'a embrassé dans chacun des détails de la santé, comme dans tous ceux de la maladie.

Les médecins, bien pénétrés de la grandeur et de l'importance des fonctions auxquelles ils se sont dévoués, doivent regarder comme un devoir sacré que l'humanité leur impose, de transmettre, à leurs successeurs, le résultat de leurs observations et de leurs méditations. Je pense bien que beaucoup pourront paraître inutiles, sur-tout à leurs contemporains, que quelques-unes même leur sembleront tout-à-fait oiseuses : mais qui peut affirmer, que les temps à venir ne produiront pas enfin quelques êtres privilégiés, doués d'un génie et d'une sagacité telle, qu'ils démêleront dans des faits qui jusqu'alors auront paru insignifians, des vues saines, avec le secours desquelles ils apercevront, puis saisiront aussitôt un moyen nouveau, pour combattre des maladies qui jusqu'à cette époque avaient été regardées comme incurables, avaient été livrées aux empiriques, et avaient enfin cessé de fixer l'attention des médecins?

Parmi les maladies peu connues par leur nature, et pour lesquelles l'empirisme a développé le plus d'attirail, la rage me semble tenir le premier rang. Cette maladie, affreuse par ses symptômes, par ses suites, autant que par les préjugés qui l'entourent, me paraît une de celles qui méritent le plus les méditations des hommes qui s'occupent de l'art de guérir. Ayant été à portée de l'observer sur un nombre assez considérable de sujets, j'ai cru, malgré la défiance que j'ai de moi-même, qu'il était de mon devoir de communiquer les observations que j'ai recueillies sur cette maladie, et les réflexions qu'elles m'ont suggérées.

Pour ne pas nous égarer dans la recherche des moyens qui pourraient se présenter à nous, il est nécessaire de procéder avec ordre. D'abord, nous examinerons rapidement la maladie, telle qu'elle a été observée depuis les premiers temps jusqu'à cette époque; ensuite si les opinions des différens médecins sur sa nature, sur ses causes, et sur les divers moyens qu'ils ont employés pour la combattre, nous laissent entrevoir que l'on doive un jour se flatter d'en obtenir quelques succès. De là nous énoncerons quelques vérités qui nous paraissent constantes, que nous appliquerons aux observations que nous avons été à portée de faire. Nous risquerons ensuite quelques conjectures, d'après la nature des symptômes de cette maladie, sur ses phenomènes dont le mystère ne peut être physiquement ni mathématiquement développé. Ainsi, nous tâcherons, en suivant la route droite qui semble s'ouvrir devant nous, de tirer quelques inductions d'après lesquelles nous puissions hasarder de développer une théorie de la rage. Nous terminerons en proposant un traitement méthodique raisonné, qui puisse arrêter ses progrès lorsqu'elle est confirmée, et au moyen duquel l'on ose espérer de rendre à la vie les malheureux qui en seront attaqués, et qui en seraient encore les victimes.

Lorsque j'ai jeté un coup-d'œil rapide sur quelques-uns des grands phénomènes de la nature, je n'ai pas eu la prétention de pouvoir parvenir jusqu'à la connaissance de l'homme, comme but de la création. Je n'ai eu alors d'autre intention que de présenter quelques idées qui pussent en faire naître de nouvelles, pour arriver à découvrir si, dans les effets de ces grands phénomènes, il n'y en aurait pas qui eussent quelques rapports avec ceux que présente l'ensemble de nos fonctions, ou chacune d'elles en particulier. C'est alors que, s'il s'en rencontre, l'on devra tâcher d'en tirer quelques conséquences, d'après lesquelles nous soyons à portée de découvrir et de connaître les causes de plusieurs des accidens qui peuvent en déranger l'ordre, ou changer en nous leurs rapports naturels, sans lesquels nous ne pouvons rester dans l'état sain, absolument indispensable à notre conservation et à notre existence.

Un très-grand nombre de maladies commence par affecter les humeurs, avant de produire sur les organes qu'elles abreuvent, les dérangemens et la désorganisation qui doivent résulter des différentes altérations qu'elles peuvent subir. Mais comme la rage est une de celles, dans lesquelles une espèce de désorganisation intime est très-rapidement opérée, par l'altération subite portée à l'excès dans une de nos humeurs, je pense qu'il est utile avant tout, d'examiner succinctement quelles sont les lois d'après lesquelles nos humeurs conservent leur caractère propre et naturel, afin de juger quelles peuvent être leurs altérations, et quelles sont les lois de désordre qui les leur font contracter.

Les lois d'après lesquelles nos humeurs reçoivent leur caractère propre, rentrent entièrement dans celles des sécrétions. Nous allons sommairement jeter un coup-d'œil sur cette fonction.

Pour que telle ou telle sécrétion ait lieu, il faut que la contexture intime de chaque organe ait, dans sa substance parenchymateuse, une conformation particulière préparée pour cette sécrétion seule; plus, un mouvement oscillatoire, aussi particulier, qui doit varier à raison de la différence du parenchyme propre à chaque viscère.

La forme primitive de la partie la plus tenue de l'organe, livre le passage au principe de l'humeur qui, par sa forme primitive, se trouve avoir plus d'analogie avec elle, lorsqu'une masse d'humeurs, composée de différens principes, se présente pour parcourir ses divers canaux, et parvenir enfin à tous ses points sécrétoires. Le principe en rapport avec la conformation des canaux où il pénétre, étant distrait de la masse générale, par cette soustraction, c'est alors une autre humeur. Ainsi changée de nature, ou elle est reportée à d'autres organes, pour fournir à d'autres sécrétions, ou elle rentre dans le torrent de la circulation, afin de subir une nouvelle préparation et servir à d'autres fonctions, lorsqu'elle parviendra aux différens organes, dans lesquels il se rencontrera analogie de forme avec ses différens principes.

On voit que cette analogie est absolument indispensable, pour que chaque viscère, d'après les variétés infinies qui se rencontrent dans la contexture primitive de chacun d'eux, puisse trouver les principes nécessaires à la sécrétion de l'humeur à laquelle il est destiné; l'on voit aussi que c'est par cette analogie, que les humeurs prennent d'abord et conservent ensuite leur caractère propre et naturel.

Le principe vital actif, qui dirige les fonctions de nos organes auxquels il s'associe, pour
être lui-même conservé dans toute son intégrité,
au premier instant de la vie, imprime par une
seule impulsion à chacun d'eux un mouvement
oscillatoire uniforme. Mais, dans les germes
mêmes, leur conformation étant différente, ce
mouvement subit, au même instant, autant de
variations, qui influent sur la nature et le caractère des humeurs. De ce changement de direction dans leur mouvement intestin, résulte diversité dans leurs principes; et les différentes
combinaisons de chacun d'eux, constituent et
distinguent chacune de nos humeurs.

L'ordre établi dans les rapports des différentes
humeurs entre elles, est susceptible d'une très-
grande variété; l'ordre établi dans leur nature
et leurs principes, est susceptible d'une bien
plus grande variété encore, à raison du mouvement intestin et intime propre à chacun de
ces principes, dont les complications, dans
chaque humeur, sont infiniment multipliées.

L'on devrait croire que tant que la substance
parenchymateuse des organes, et leur mouvement oscillatoire, n'éprouvent aucun changement ni aucune variation, les humeurs qui en
proviennent doivent toujours conserver ce mou-

vement intestin propre à chaque combinaison résultante de leurs différens principes, et qu'ainsi leur caractère naturel et primordial doit ne pas changer. Cependant il est certain qu'il existe un grand nombre de maladies, qui résultent d'une altération propre et particulière aux humeurs. Elles sont produites par différentes causes, qui déterminent alors des lois de désordre sans nombre.

L'on pourrait d'abord avancer, comme une chose très-probable, que toute variation, quelle qu'elle soit, que peut subir une humeur, par une cause ou une influence nécessaire ou fortuite quelconque, change aussitôt le mouvement moléculaire qui constitue et détermine chaque principe, chaque espèce, et le caractère propre à chacune d'elles. L'on conçoit tout de suite, d'après cela, que ce mouvement intestin une fois changé, ce n'est plus la même humeur dont l'existence était nécessaire à l'entretien de la vie, par les rapports qu'elle devait conserver avec toutes nos fonctions, mais que ce ne peut être alors, qu'une humeur délétère qui y porte le trouble et la destruction.

Il faut maintenant examiner les causes qui produisent les lois de désordre, en changeant ce mouvement intestin, par lequel sont combinés ensemble les principes constitutifs de chacune de nos humeurs.

Il en est de deux espèces : les unes agissent directement sur les organes, les autres sur les humeurs.

Celles qui agissent sur les organes, sont une augmentation de la force vitale, qui peut faire passer par différens canaux quelques principes de nos humeurs étrangers à ceux de leur sécrétion.

Une diminution de la force vitale, par laquelle les principes d'une humeur nécessaire à une sécrétion, ne pénètrent pas jusque dans les parties les plus tenues de l'organe qui doit les admettre.

Une variation du mouvement oscillatoire, par laquelle le parenchyme de tel organe soumis à l'action de telle ou telle influence nécessaire ou fortuite, cesse d'imprimer le mouvement naturel à sa contexture particulière et aux principes de l'humeur pour la sécrétion de laquelle il étoit destiné; ce qui forme une humeur d'une nature hétérogène.

L'irritabilité excessive, nerveuse ou musculaire, par laquelle sont oblitérés les vaisseaux capillaires, qui doivent admettre le résultat des substances destinées aux diverses sécrétions, ou par laquelle elles sont entièrement suspendues.

L'atonie complète, qui laisse accumuler dans des vaisseaux, une humeur qui devait seulement les traverser, et dont l'acrimonie que la stagnation lui fait contracter, donne lieu à la désorganisation des parties où elle séjourne.

L'augmentation ou la diminution de la force vitale et la variation dans la nature du mouvement oscillatoire, lorsqu'elles ne sont ni trop fortes, ni trop long-temps continuées, le plus fréquemment n'opèrent qu'une altération simple des organes. L'irritabilité excessive et l'atonie complète engendrent leur désorganisation.

L'altération simple d'un organe consiste dans toutes variations que peuvent subir, ou la fibre élémentaire et primitive, ou leur agglomération, ou le tissu fibreux qui les unit, ou leur direction naturelle.

La désorganisation d'une partie, d'un organe ou d'un viscère, est un changement total de sa structure naturelle dans sa forme, dans sa masse, dans le tissu de la fibre primitive et élémentaire, ainsi que dans celui des membranes qui les tenaient unies entre elles, accompagné d'induration générale, peu sensible dans son principe, mais dont une douleur excessive forme par suite le caractère distinctif.

Toutes ces causes de dérangement de nos organes influent donc sur le mouvement intestin des principes constitutifs de nos humeurs qui les constituent telles ou telles, et causent leur altération simple ou leur dépravation.

Toute altération simple, ou toute désorganisation d'une partie, peut dériver de lésion externe, ou s'opérer spontanément.

L'on voit très-souvent l'altération simple d'une partie ou d'un organe dégénérer en désorganisation complète, si elle se rencontre dans un sujet, dont les humeurs n'ont point conservé le mouvement intestin qui constituait leur caractère primitif et naturel. Mais si les humeurs sont restées dans leur état habituel, la nature, le plus souvent, se suffit à elle-même, pour surmonter les obstacles qui résultent de l'altération simple, et en prévenir les accidens.

Il n'en est pas de même de la désorganisation d'un organe. Qu'elle soit produite par cause externe ou par cause spontanée dans sa substance parenchymateuse, la nature ni l'art ne peuvent plus rien contre les maladies qui en résultent. Presque toujours, elle est le résultat d'une irritation qui appelle une surabondance de sucs, lesquels, soit par la disproportion qui se rencontre entre leur masse et la force sécrétoire et excrétoire des organes où ils ont été déposés, soit par le séjour trop long que nécessairement alors ils y font, contractent une acrimonie particulière, destructive de la contexture intime des parties où ils ont été portés, et avec lesquelles ils se trouvent en contact immédiat et permanent.

Les cancers, qui sont une désorganisation complète d'une partie, sont presque toujours le résultat du concours de l'acrimonie, jointe à la surabondance de sucs. C'est alors que les humeurs que distillent ces parties désorganisées, en quelque petite quantité qu'elles soient résorbées et mélangées à nos autres humeurs, leur communiquent une dépravation qui bientôt devient universelle et complète. Parvenues à ce degré de dépravation, les accidens qu'elles produisent deviennent funestes, et les maladies qui en résultent sont toujours mortelles.

Nous avons reconnu que l'altération simple des parties, et que leur désorganisation, sont des causes qui produisent les lois de désordre, par lesquelles nos humeurs perdent ce mouvement intestin, moléculaire, nécessaire à leur composition naturelle, et qui les rend aptes à nos fonctions : reste l'examen des causes qui agissent directement sur nos humeurs.

Elles peuvent ne subir qu'une altération

légère, si l'action qui dérange la combinaison intime de leurs principes constitutifs est lente, sans force et passagère. Elles subissent une *dépravation*, lorsque cette action est permanente, active ou vigoureuse.

Il est bon, avant tout, d'observer que les humeurs pourraient, avec raison, être regardées comme le point de communication de toutes nos fonctions entre elles. C'est par elles et pour elles que tous nos organes ont été conformés tels qu'ils sont. Ce sont elles qui concourent à porter la vie, lorsque le mouvement intime de chacune d'elles conserve la direction que l'organe sain lui a imprimé, et ce sont elles aussi par lesquelles toutes les fonctions sont dérangées ou cessent, lorsque quelque influence fortuite a produit leur altération ou leur dépravation, et changé ce mouvement intestin nécessaire, pour que chaque principe des humeurs conserve ses liens naturels, au moyen desquels ils restent unis ensemble.

Sous ce point de vue, l'altération des humeurs pourrait, à juste titre, être considérée comme la cause d'un très-grand nombre de maladies, et elle l'est réellement. Il a suffi d'avoir indiqué qu'il existe des lois générales et fixes, par lesquelles les humeurs conservent le caractère qui leur est propre et qui les rend aptes aux fonctions auxquelles elles sont destinées, pour sentir que, si quelque influence fortuite leur imprime une autre modification, il n'y a plus ni équilibre, ni aucun rapport entre elles.

Les causes générales qui agissent directement sur nos humeurs sont, 1.º l'addition; 2.º la présence d'une substance étrangère qui est mélangée avec elles.

L'addition d'une substance étrangère se fait, ou par l'insertion, ou par l'absorption. Ce dernier mode est la source de toutes les contagions. Ces deux modes d'intromission d'une substance étrangère sont si simples, qu'ils n'ont pas besoin de développement.

La présence d'une substance étrangère a lieu, ou par une excrétion retenue, ou par le changement lent et spontané de la fibre élémentaire, ou par un bouleversement général ou partiel, soit physique, soit moral, qui, en imprimant un mouvement oscillatoire extraordinaire à un individu, dérange l'ordre naturel dans les principes constitutifs de ses humeurs. Examinons séparément chacune de ces trois causes et leur mode d'agir, pour occasionner dans les humeurs la présence d'une substance étrangère.

La retenue d'une excrétion est le résultat de

toute influence fortuite qui agit directement, ou sur les pores excrétoires d'un organe, ou sur la force expulsive par laquelle une humeur doit être éliminée, ou enfin sur la nature propre de l'humeur à expulser, qui, par une modification nouvelle, cesse alors d'être en rapport avec les pores qui doivent lui donner issue. Les maladies qui résultent de la présence d'une substance étrangère par une excrétion retenue, peuvent être classées avec celles qui résultent de l'addition, par insertion ou par absorption. La crise dépuratoire est nécessaire aux unes et aux autres ; et c'est sur-tout dans ces classes de maladies, que la médecine obtient le plus souvent de très-grands succès.

Le changement lent et spontané de la fibre élémentaire, produit aussi la présence d'une humeur étrangère ; mais ce mélange ne peut être comparé dans ses résultats à celui par absorption, par insertion, ou à celui par excrétion retenue ; car très-rarement une crise épuratoire a de l'action sur les effets qu'il produit.

Ce changement dépend de la différence qui survient dans la fibre élémentaire des organes.

Développons quelques idées sur cette cause d'altération de nos humeurs, qui produit la présence d'une substance étrangère.

La conformation devient différente spontanément, par la même raison et par les mêmes
causes qui déterminent la mort. Il n'est personne, sans doute, qui n'ait observé, sans
peut-être jamais s'être arrêté à l'idée qu'elles
présentent, les différences qui existent entre
l'enfant et le vieillard. Cette nuance, qui conduit
du premier âge à la décrépitude, est le résultat
du changement qui s'opère insensiblement par
la nutrition, dans chacune des parties de l'individu et sur tous les points de son être. Alors, il
arrive que l'on ne reconnaît plus de similitude
entre l'état passé et l'état présent. Si, dans les
formes extérieures, et si dans les facultés qui
en dérivent, il s'opère un tel changement, ne
devons-nous pas croire que les parties internes
et les organes de nos sécrétions, doivent être subordonnés aux mêmes lois qui établissent de telles différences?

J'ai déjà énoncé, comme chose reconnue,
que la contexture parenchymateuse de chaque
viscère, à raison de la forme des fibres élémentaires qui constituent telle ou telle organisation,
et de l'analogie qui se rencontre entre elles et
les principes constitutifs des humeurs, opère la
sécrétion de leurs diverses espèces, toutes nécessaires à l'ensemble de nos fonctions. Si, par

des circonstances particulières, telles que le régime, ou un changement causé par une influence fortuite, même lorsqu'il serait prééxistant dans le germe au développement duquel on doit l'existence, ou enfin par la modification différente, que les révolutions du temps impriment aux rudimens de la fibre primitive, si, dis-je, la substance parenchymateuse d'un viscère reçoit une altération quelconque, il en résultera que le principe de l'humeur auquel elle doit donner passage ne sera pas admis, ou ne le sera qu'en partie. Dans cette circonstance, ce qui en sera rejeté restera, et ne trouvant pas d'organe avec lequel il ait aucune analogie, il deviendra substance étrangère n'ayant plus de rapport avec toutes les autres humeurs.

Mais il arrive presque toujours, que ce n'est pas seulement à raison du défaut de sécrétion de la partie de nos humeurs non admises dans les organes, que résulte cette substance étrangère; l'organe présentant une autre structure dans sa contexture intime, élaborera continuellement une humeur dont les principes constitutifs ne seront pas les mêmes que ceux que produirait le viscère dans l'état sain, et alors il engendrera une humeur d'une nature étrangère, non en rapport avec toutes les autres, ainsi qu'a-

2 *

vec nos organes. Cette humeur devenue hétérogène, existant d'abord en petite quantité, restera
pendant quelque temps inerte et sans effet sensible; mais dès qu'elle sera en masse surabondante, elle subira aussitôt une nouvelle altération, et peut-être même se dépravera-t-elle. C'est
dans ce cas qu'elle fera explosion, qu'elle deviendra, comme substance étrangère, le principe et
la cause de quelque maladie, et que par suite,
presque toujours elle causera la mort.

Ceci explique les variations auxquelles nous
sommes sujets pendant le cours de notre vie, et
qui constituent les différences que nous observons dans notre tempérament et dans tout notre
être.

Par ce mécanisme, il nous semblera démontré
que, les impressions des sensations étant différentes, à raison de la contexture des organes qui
nous les transmettent, le changement dans nos
goûts, dans nos habitudes, et dans notre manière d'envisager les objets, doit être aussi une
suite de la modification particulière que le temps
imprime aux fibrilles élémentaires dont ils sont
composés.

C'est par le développement de ce mécanisme,
que la médecine peut être justifiée de son impuissance, dans le traitement des maladies qui

une dépravation complète, le trouble dans les principes constitutifs de l'humeur affectée devient si considérable, que l'art a bien peu de ressources contre un pareil effet ; c'est aussi dans ce cas que le travail de la nature est le plus souvent imparfait et presque toujours impuissant. L'on conçoit facilement que le dérangement des fonctions qui en est la suite, détruisant les rapports respectifs et mutuels des humeurs entre elles, double encore le désordre. Presque toujours dans ce bouleversement général, il n'y a pas le temps nécessaire pour opérer une dépuration parfaite de la matière dépravée. Il arrive même très-fréquemment que, dans cette opération dépuratoire trop précipitée , les organes reçoivent des lésions le plus souvent mortelles, par l'impression trop vive que leur communiquent si rapidement les humeurs dégénérées qui les abreuvent. Si, au contraire, l'action dépuratoire est trop long-temps à s'opérer, à raison de l'immensité des désordres qui sont à réparer, les suites n'en deviennent encore pas moins fâcheuses; le principe vital actif, qui n'est lui-même conservé dans son intégrité que par le rapport parfait des fonctions qu'il dirige, et auxquelles il s'associe, devient, dans ce cas, d'abord languissant , puis son activité diminuant toujours insensiblement, rien ne surveille plus à ce que chaque fonction suive l'ordre naturel, et tout, dès ce moment, semble marcher isolément et sans but.

En présentant la commotion physique violente et subite, parmi les causes générales qui influent sur nos humeurs, et produisent ou leur dépravation ou leur altération, rien n'est encore plus facile à concevoir, que toute secousse vigoureuse sur nos organes, peut mécaniquement altérer la délicatesse de leur contexture. Cette dernière espèce de dérangement, par suite de commotion, doit rentrer naturellement dans celle de l'altération des humeurs par altération simple de l'organisation, ou dans celle de leur dépravation, par désorganisation, dont nous avons déjà parlé.

Après avoir indiqué qu'une secousse ou une commotion physique quelconque peut influer sur nos humeurs, pour opérer leur altération ou leur dépravation, il nous resterait maintenant à démontrer le mode par lequel une secousse ou une commotion morale peut causer aussi les mêmes effets. Mais l'on doit ici pressentir qu'il est hors de la portée du génie humain de connoître comment l'ame, qui est impalpable, peut atteindre nos sécrétions qui sont toutes maté-

dépendent du changement lent et spontané des
organes. Les moyens qu'elle employe étant tous
subordonnés à la nature, l'on ne peut qu'en
pallier les accidens ; mais il est de toute impossibilité d'en prévenir le retour et les suites, car
il est incontestable que rien ne pourra jamais
changer cette nouvelle organisation vicieuse à
laquelle telle ou telle humeur morbifique doit
l'existence, et à l'élaboration de laquelle cette
organisation changée et entièrement dénaturée,
travaillera d'une manière constante et non
interrompue.

Enfin, c'est aussi par ce mécanisme que l'on
peut concevoir les maladies héréditaires ; car,
dans les germes mêmes, au moment de la conception, telles dispositions résultent le plus souvent d'un vice étranger déjà préparé par telle
organisation vicieuse, chez les êtres qui ont co-
opéré à leur donner le développement, lequel
vice devient alors capable de donner naissance
à cette classe de maladies. Les dartres, les érysi-
pèles, la goutte, le calcul, la phthisie, le rachi-
tisme, les écrouelles le plus souvent doivent
leur origine à cette cause.

Ainsi, l'on peut entrevoir, par cet exposé, le
mode d'altération, et, par suite, de dépravation
de nos humeurs, par la présence d'une substance

étrangère qui résulte du changement lent et spontané dans les rudimens de la fibre.

Nous avons déjà reconnu deux causes de dépravation des humeurs; savoir, la désorganisation des solides et la présence d'une humeur hétérogène, soit qu'elle soit le résultat de la dégénérescence de quelques principes de nos humeurs ou de l'addition d'un principe acrimonieux mélangé avec elles. Il nous reste à-présent à développer, autant qu'il est possible, les différentes manières dont s'opère l'altération ou la dépravation des humeurs, par le bouleversement subit que peut occasionner toute commotion qui nous frappe, soit physiquement, soit moralement, et qui désunit, pour ainsi dire au même instant, ce lien vital par lequel nous sommes conservés.

Lorsqu'une commotion physique agit sur nous, soit subitement, soit violemment, elle cause sur-le-champ une secousse quelconque à quelqu'un de nos organes; de plus, elle imprime aussi à quelques-unes de nos humeurs ou à toutes à-la-fois, à raison de sa violence, un mouvement intestin extraordinaire et nouveau, qui, en portant un changement notable dans leurs principes, opère l'altération, et peut même ensuite causer la dépravation de toute leur masse. Si à la suite d'une commotion il s'opère

L'action du principe spirituel en nous, doit naturellement avoir lieu sur la partie de notre être qui semble le plus se rapprocher de l'idée que nous présente le principe pensant. Par son étendue qui franchit la conscription matérielle de notre organisation, nous ne pouvons le concevoir, que comme une émanation du principe spirituel *universel*, qui est concentrée en nous, sans cependant en être divisée, et par cette concentration, susceptible dans ses impressions, des modifications qui peuvent lui être imprimées par nos organes. Notre principe vital, qui, par sa source, pourrait à juste titre être considéré comme matière d'un ordre supérieur, en ce que l'on peut le regarder comme une émanation du principe universel du mouvement qui existe en lui, avec la faculté de le communiquer, ne semblerait-il pas, sous le rapport qu'il conserve avec un être *universellement* répandu, destiné à transmettre à la portion du principe spirituel *universel*, concentrée en nous, les impressions qui affectent notre organisation matérielle? Ensuite, ne serait-il pas susceptible de recevoir les impressions que peut lui communiquer le principe spirituel; et s'il les reçoit, nos fonctions, dont il dirige la marche, ne pourraient-elles pas en recevoir quelques modifications?

Si l'homme est le centre de réunion et de communication de l'esprit et de la matière, il est de toute probabilité que ce mode de jonction, incompréhensible pour nous, suit cependant une marche constante et régulière dans ses effets. Aussi voyons-nous, dans des affections produites par telle ou telle impression morale, nos organes subir les mêmes variations, les mêmes dérange-mens qui en sont la suite, la même désorganisa-tion des viscères, la même dépravation des humeurs, etc. D'après le même mode de jonc-tion aussi, si nos organes ou nos fonctions sont dérangés par une influence fortuite quelconque, notre principe spirituel qui ne dévierait jamais par lui-même, étant, à la suite d'une impression fausse de nos sensations, mal averti, ou même ne l'étant pas du tout, sa réaction sur nous n'est plus celle qui aurait eu lieu, si nos or-ganes fussent restés dans l'état sain. Ceci peut expliquer les travers de notre esprit par une commotion physique, le transport dans les fièvres ardentes, le délire, etc. Ce centre de commu-nication et de jonction ne nous laisserait-il pas entrevoir la possibilité des effets de toute secousse physique sur notre esprit, ainsi que de toute affection de notre ame sur nos organes. L'on pourra peut-être encore, par ce point de jonction rielles, et ainsi d'apprécier les rapports qui existent entre l'esprit et le corps.

Comme cependant il n'est personne qui ne sente en soi l'existence de ces deux substances, et l'empire qu'elles ont mutuellement l'une sur l'autre, il me semble prouvé pour tout le monde, qu'elles ont une action réciproque par des liaisons très-intimes. La volonté du Créateur, qui a déterminé que les choses fussent ainsi, nous dispense de chercher à en pénétrer davantage, pour savoir quelle nature d'influence elles ont l'une sur l'autre, et il faut seulement nous en tenir à cette vérité très-reconnue, que les impressions morales ont une action bien déterminée sur nos fonctions, de même que nos fonctions agissent d'une manière très-marquée sur l'état de notre ame.

L'homme, parmi tous les êtres animés, est le seul qui éprouve ce double genre d'affections, à raison du principe spirituel qui, chez lui, est uni à la matière. Il serait certainement très-intéressant d'avoir quelques idées sur le mode dont les impressions que reçoit une des deux substances, sont transmises à l'autre, puisque ce qui affecte une d'elles, altère immanquablement les fonctions de l'autre; mais en vain nous oserions nous flatter d'éclaircir cette question, et à-peine nous est-il permis d'entrevoir le motif pour lequel l'homme jouit de la réunion de ces deux substances si distinctes par leur essence.

Le Créateur, dans sa sagesse profonde, a voulu sans doute que rien dans la nature ne marchât isolément et par secousse; il a voulu que tous les êtres fussent liés par des chaînons qui formassent de tout ce qui existe un grand tout. Nous voyons des êtres qui servent de réunion par un point de contact aux différentes espèces, aux différens genres et aux diverses classes: de même il a fait entrer dans la composition de l'homme deux substances qui semblent très-isolées l'une de l'autre, savoir, l'esprit et la matière. Sa volonté, en réunissant en lui ces deux substances, a pu avoir pour motif, que l'homme fût le chaînon par lequel le règne spirituel fût lié au règne matériel, et qu'ainsi par lui, fût établi le système universel de la nature.

Je prie que l'on me rende la justice de croire que je n'ai pas la prétention de développer le mystère impénétrable de l'action réciproque de ces deux substances; mais comme il tient à la faiblesse humaine de chercher à se rendre compte des choses dont le sens intime communique les impressions, je demande que l'on me pardonne les idées que je vais communiquer.

et de communication, concevoir pourquoi des affections morales peuvent être comptées parmi les causes déterminantes, qui agissent sur le miasme rabieux cantonné, pour le mettre en action, et qui le développent pour produire la maladie de la rage.

Telles sont les causes principales par lesquelles nous pouvons éprouver des lésions dans notre organisation, et par lesquelles nos humeurs peuvent aussi être altérées ou dépravées.

Si, parmi les causes morbifiques qui peuvent porter la désorganisation dans les parties solides et la dépravation dans nos humeurs, nous avons passé sous silence, celles qui peuvent dépendre de l'altération du système nerveux, en voici la raison. C'est que, dans la rage, la désorganisation nerveuse n'est qu'un effet secondaire. Elle est la suite du dérangement de nos fonctions par la présence d'une dépravation reconnue et avérée, et non pas la suite de ce changement spontané inconnu qui s'opère dans les fonctions nerveuses, et dont on observe les résultats sans pouvoir en pénétrer les causes.

D'ailleurs, rien de satisfaisant n'a encore été développé, ni sur la conformation anatomique des nerfs et de ses différens points de communication, connus sous la dénomination de ganglions, ni sur les caractères particuliers par lesquels on pourrait distinguer, s'il est des nerfs seulement utiles aux diverses sensations, et s'il en est d'autres qui soient destinés à porter, les uns la vie, les autres le mouvement; ni sur leur relation avec les affections morales, auxquelles la perfection de leur action semble plus particulièrement nécessaire; ni sur les changemens qui s'opèrent spontanément dans leur contexture, et qui donnent lieu aux convulsions, aux paralysies, aux épilepsies, aux catalepsies, et à beaucoup de maladies nerveuses essentielles; ni sur ceux qui sont le résultat d'autres affections produites par des causes matérielles. J'ai donc cru d'après cela, devoir ne présenter aucune opinion sur les changemens qui peuvent s'opérer dans leur structure, ni sur la nature et le mode de leur action sur nos humeurs; seulement je croirai devoir observer que les nerfs me semblent être l'organe universel, dans la classe organique animée : celui par lequel le principe vital nous est transmis, par lequel il agit sur tous les points de l'individu, par lequel il dirige toutes ses fonctions, par lequel enfin la vie et les différentes impressions des corps extérieurs sur nous, sont transmises des extrémités les plus éloignées de notre organisation au *sensorium commune*, à raison des diverses modifications que prennent leurs extrémités ou épanouissemens.

Quelles que soient celles de ces causes qui aient procuré l'addition ou la présence d'une substance étrangère, ou qui aient porté un changement dans les principes constitutifs de nos humeurs, il en résulte toujours un effet dont le but est le même. C'est un effort de la nature pour son expulsion de la masse de nos humeurs.

La nature, qui tend toujours à la conservation des êtres, dans le cas de la présence de matières hétérogènes qui pourraient devenir destructives, réunit toutes ses forces pour dépurer, c'est-à-dire, pour séparer et expulser la substance étrangère de l'humeur à laquelle elle était unie. Alors il se fait un travail extraordinaire que l'on peut comparer à une fermentation. Par ce moyen, la substance hétérogène est divisée, adoucie, et portée, soit à la surface du corps par les vaisseaux exhalans, soit sur un seul point. Si c'est à la surface du corps, c'est afin d'être expulsée ou par la transpiration, ou sous forme éruptive, soit avec pustules, soit sans pustules. Si c'est sur un seul point, c'est pour y être réunie en masse, et lorsque la collection sera complète, y subir un autre travail, et ensuite être évacué sous forme de pus.

C'est ici, et dans ces circonstances sur-tout, que la marche de ces opérations présente au médecin, différens indices sur la route que veut suivre la nature. C'est alors aussi que, par les moyens qu'il a entre les mains, il doit, afin de ne pas l'entraver, écarter toutes les influences et toutes les choses qui pourraient embarrasser sa marche, et sans lesquelles elle parviendrait presque toujours d'un pas sûr et invariable à son but, qui est la dépuration et l'expulsion. Dans de telles occurences, il faut que tout ce qui est dans le cas, de trop accélérer ou de trop retarder son travail, soit éloigné soigneusement, et combattu, par les secours que l'expérience aura indiqué devoir être mis en usage.

Mais il ne faut cependant pas se flatter que les efforts de la nature et les secours de l'art agissent toujours efficacement. Il n'est pas toujours possible à la nature d'opérer, et à l'art de favoriser cette crise dépuratoire, sans laquelle toute substance hétérogène devient nécessairement par son séjour, destructive et meurtrière.

Il y a d'abord la dépravation générale, qui résulte de la présence de la plus petite portioncule de l'humeur cancéreuse, qui prouve bien l'impuissance de tous les secours. Il est reconnu que toutes les fois qu'il y a ce genre de dépra-

vation, aussitôt le principe vital anéanti, ne soutient plus le travail dépuratoire de la nature, et
que l'humeur, par sa causticité, porte alors la
destruction sur les organes où elle a été transportée et avec lesquelles elle a eu le plus léger
contact.

Ensuite le changement dans les principes constitutifs de nos humeurs, par l'altération lente et
spontanée de la fibre élémentaire, ne laisse pas
encore beaucoup plus d'espoir, ainsi que nous
l'avons déjà énoncé.

Nous avons jusqu'ici indiqué les différentes
espèces d'altérations que peuvent subir nos humeurs et nos organes ; nous avons aussi passé
en revue les causes qui peuvent leur donner
lieu, et ainsi produire leur dépravation ou leur
désorganisation ; nous avons aussi énoncé que
les causes, qui dépendent d'une altération inconnue et spontanée des nerfs, peuvent y contribuer. Il faut maintenant convenir que nos
ressources sont bien foibles, eu égard à la multiplicité des maux qui peuvent nous atteindre.
Il ne paroîtra donc pas surprenant d'après
cela, si nous ne voulons pas encourir le re-
proche d'une confiance téméraire, que souvent
nous concevions quelques inquiétudes sur la
valeur de nos moyens, ainsi que sur les succès
que nous pourrions nous flatter d'en obtenir.

Après avoir indiqué des circonstances dans lesquelles les secours de la nature et de l'art sont impuissans, examinons si nous ne trouverons pas quelques motifs plus généraux sur lesquels ces inquiétudes pourraient paraître bien plus fondées encore.

D'abord, la connaissance du principe de la vie est au-dessus de notre intelligence. Tout désordre qui en altère l'essence nous est caché. L'existence de ce principe tient aux mêmes lois par lesquelles il lui a été assigné un terme limité, pour présider à l'ordre de nos fonctions, et pour cesser de les diriger. Convenons que nul moyen de l'atteindre n'est à notre portée, et que nous ne pouvons avoir prise sur lui.

Ensuite, quoique nous nous flattions, avec un peu trop de présomption sans doute, de connaître les fonctions de chacun de nos organes, et même les rapports qu'ils ont entre eux, comme il est au-dessus de l'intellect humain de calculer les altérations que le moindre changement dans leur organisation peut produire sur eux et sur nos humeurs, et par conséquent dans le jeu d'action et de réaction qu'ils ont entre eux, nous devons sentir encore que, dans ces circonstances, nul moyen n'est en notre pouvoir pour rétablir un dérangement, qui nous est aussi inconnu que l'ordre naturel par lequel tout marche au but qu'il doit atteindre.

Enfin, de même que nos organes jouissent d'une vitalité propre à chacun d'eux, les humeurs pour la sécrétion desquelles ils paraissent formés, doivent tenir de la nature du principe vital du viscère d'où elles découlent. Les analyses des humeurs qui ont été faites, et les procédés chimiques qui ont été employés pour découvrir quelle est leur composition, ont bien, à-la-vérité, démontré quelques unes des substances qu'elles contiennent. Par suite de ces analyses, on a même été bientôt persuadé que cette connaissance conduirait directement à celle des moyens à employer pour neutraliser les principes morbifiques, d'où résultent nos différentes maladies. Mais, il faut en convenir, aucune recherche n'a jamais pu nous démontrer ni même nous faire entrevoir, ce que c'est que le lien vital qui unit les principes de nos humeurs, ni la nature des altérations que ce lien peut subir. C'est ici que nous devons nous dire encore, que nulle ressource, dans ce cas, ne nous a été accordée pour rétablir un trouble dont nous ne connaissons pas même les élémens.

Cependant nous avons de quoi nous consoler ; la rage, il est vrai, réunit l'altération

du principe de la vie, opérée par un changement dans nos organes et dans nos fonctions,
à la présence d'une humeur dépravée, dans
laquelle le lien vital qui unissait ses principes
semble être rompu; par la réunion de ces accidens, elle semblerait nous présenter toutes les
idées fâcheuses sur lesquelles pourraient être
basées nos inquiétudes. Cependant, après que
nous aurons reconnu la cause qui peut produire
les symptômes dont nous aurons présenté le
tableau, que nous aurons examiné leur nature, les organes que le miasme rabieux affecte, et quelques-uns des effets produits sur
eux, nous pourrons alors, ainsi que je l'espère,
nous promettre des succès constans, si sur-tout
nous ne laissons pas parvenir les accidens à ce
degré effrayant qui n'offre plus aucun espoir.

Les secours que la médecine peut offrir pour
combattre les dérangemens qui résultent de
toutes les causes générales d'altération que nous
venons d'indiquer, sont bien faibles, ainsi que
nous venons de le dire. Ils le sont sur-tout, à
raison de la multiplicité des influences et des
désordres immenses que souvent elles produisent; ils le sont aussi, vu que les moyens qu'elle
peut employer n'ont aucune action directe sur
nos humeurs, et que ce n'est qu'en agissant sur

nos solides, que leurs effets peuvent enfin parvenir à les atteindre. Tous se réduisent donc à une seule chose ; de prévoir, si l'action oscillatoire sur nos solides peut ou doit être fortifiée ou modérée, et d'agir promptement. Cette action a deux effets généraux très-distincts, auxquels tous les autres peuvent être rapportés, savoir : un effet d'astriction qui augmente le ton, un effet de relachement par lequel il peut être diminué. Cette action peut être excitée ou tempérée, soit extérieurement, soit intérieurement; et alors, de proche en proche, ses effets se communiquent plus ou moins rapidement, d'abord aux solides, et de là aux fluides.

C'est principalement dans la justesse de l'action oscillatoire à imprimer aux solides, nécessaire pour rendre aux humeurs, tant leur mouvement de progression exacte, que le mouvement intime ou intestin approprié à la nature particulière de leurs principes, que doivent résulter les bons ou mauvais effets des moyens à employer.

Mais pour être à même de connaître si l'on peut atteindre cette précision, quels sont les cas où l'on peut se flatter d'y parvenir? et quels sont ceux où la nature et l'art sont impuissans?

Il y a bien peu d'indices parfaitement caractérisés, d'après lesquels on puisse espérer d'agir avec une espèce de certitude. Je vais cependant tâcher d'indiquer une vue générale, au moyen de laquelle il sera quelquefois possible de distinguer dans le principe d'une maladie, si elle reconnaît pour cause la simple altération ou le simple mélange d'une humeur crue, hétérogène et étrangère, ou bien si la cause tient à une depravation.

Dans le premier cas, le pouls est d'abord assez large, mol, les pulsations sont élevées, mais l'artère paraît vide; ensuite le pouls reste élevé, puis il devient dur, renitent, fort et gros.

Toutes les maladies éruptives, aigues, toutes celles qui dépendent du mélange d'une substance étrangère non délétère, présentent un pouls de ce caractère; l'on peut regarder le genre d'efforts qu'il démontre, comme un travail de la nature, nécessaire pour opérer une crise dépuratoire.

Dans le second cas, lorsque la dépravation existe, ou même est prête à se développer, le pouls est d'abord serré, petit, inégal dans sa force et dans sa vitesse, fréquent; ensuite il devient faible, lâche, précipité, et quelquefois presque imperceptible; alors souvent son extrême précipitation présente, sous le doigt, la sensation d'un frémissement ou d'une simple ondulation. La nature, dans le cas de dépravation, ne pouvant rien faire pour se débarrasser, ne donne même aucun signe d'effort pour l'expulsion du principe morbifique. La gangrène et la rage présentent les signes que je viens d'exposer.

Dans le premier cas, la nature fait presque tout; mais l'art fait aussi beaucoup en dirigeant, d'après les indices qu'elle fournit, les influences qui peuvent favoriser son travail, pour la crise de coction et d'expulsion de la substance étrangère.

Dans le second cas, lors de la dépravation des humeurs, l'on ne doit guère se flatter que la nature puisse opérer une dépuration utile; le trouble n'est plus en proportion de ses forces; le principe vital est déjà écrasé, et n'a plus d'action. Le mouvement intestin des humeurs une fois changé, ne contribue qu'à les dépraver encore davantage, et il en résulte ordinairement une décomposition complète.

Dans ce genre de maladie la mort est inévitable; cependant l'art présente encore certains secours qui, employés à propos, peuvent assez souvent donner l'espoir de quelque succès, lorsque la dépravation n'est pas la suite de la désorganisation, si elle est reconnue n'affecter qu'une seule humeur, avant qu'elle ait communiqué son caractère délétère à celles qui ne sont pas encore infectées et qui en sont susceptibles, et avant qu'elle ait porté un trouble général dans toutes les fonctions, ou une lésion quelconque dans quelques-uns de nos organes.

Mais, dans ces circonstances, la médecine ne doit nullement s'attacher ni chercher à favoriser les crises de coction et de dépuration, ni à augmenter ou diminuer l'action des solides, dans la vue de rétablir, soit le mouvement progressif, soit le mouvement intime propre à chaque humeur; elle ne doit alors s'occuper qu'à dériver, pour évacuer par les moyens les plus actifs et la voie la plus courte, ces humeurs dépravées et destructives des organes où elles séjournent. De leur évacuation prompte et rapide, avant qu'elles aient acquis le caractère le plus délétère, qu'elles aient dérangé le mécanisme des organes, ou qu'elles aient anéanti le principe vital, résulte le retour à l'ordre, dans des fonctions qu'elles eussent très-certainement bouleversées par leur présence. Ce sera alors que, si les voies que la nature tient toujours ouvertes, pour l'expulsion de ce qui peut lui nuire ne

suffisent pas, il faut la favoriser par de nouvelles routes, que l'art peut ouvrir et multiplier
à volonté.

J'ai présenté les différentes causes générales,
qui peuvent porter quelque altération dans nos
humeurs, ou même qui peuvent totalement les
dépraver. J'ai fait part de quelques idées sur
la manière dont les impressions morales peuvent influer sur l'action physique de nos organes, afin de tâcher de faire concevoir comment
le virus rabieux est mis en mouvement par une
affection vive de notre ame. J'ai ensuite examiné les circonstances dans lesquelles la nature
et l'art sont impuissans, pour opérer la crise de
dépuration qui serait nécessaire à l'expulsion
de la substance étrangère ou délétère qui dénature et déprave les humeurs. J'ai observé que,
s'il arrive quelquefois que la nature puisse être
soutenue des secours de l'art, pour l'élimination
de ce qui peut lui nuire, il arrive aussi que
d'autres fois, en tâchant de favoriser la crise de
coction, l'on perdrait un temps précieux, qu'il
faut employer à sa dérivation et à son évacuation.

Toutes ces données une fois posées, après
avoir énoncé succinctement les opinions des médecins sur la nature et les causes de la rage,

ainsi que sur le siége qu'ils lui ont assigné, et sur leur méthode de la traiter; je présenterai quelques réflexions sur ce que la médecine peut en recueillir pour son utilité; je développerai ensuite mon opinion personnelle sur la manière dont ils l'ont envisagée.

———

DEUXIEME PARTIE.

Je m'étais proposé de publier une note historique des différentes opinions que les philosophes et les médecins, tant anciens que modernes, ont eues sur la rage ; mais après avoir lu les anciens, j'ai observé que presque chacun des modernes avait réuni tout ce qui avait été écrit avant eux sur cette maladie, et que plusieurs même avaient répété ce qu'avaient dit leurs prédécesseurs.

J'ai donc pensé qu'à la suite de tant de dissertations savantes, qu'une érudition profonde a déjà décoré des noms illustres de tous les auteurs où avaient été puisées les connaissances qu'ils nous communiquent, ce serait faire une vaine parade de science et d'érudition, que de répéter en d'autres termes et de présenter d'une manière certainement beaucoup moins lumineuse, des objets déjà très-bien traités.

D'après cela j'ai dû renoncer à ma première idée, et j'ai pris le parti de ne donner seulement qu'une esquisse des recherches qui ont été faites jusqu'à présent. Elle a pour objet de faire connaître, d'après les différens auteurs, la nature de cette maladie, le siége qu'elle occupe, l'organe qu'elle affecte plus particulièrement, la manière dont elle se contracte et se communique, l'époque et les causes de son développement, enfin les moyens qui ont été mis en usage pour en prévenir les accidens, ou pour les guérir, lorsque la maladie est développée.

Ce que j'en indiquerai aura cette double utilité. Cela pourra retracer une partie de ce qui a été dit à ceux qui, ayant autrefois approfondi les connaissances acquises sur la rage, ne seront pas fâchés de se rappeler des objets peut-être déjà très-éloignés de leur mémoire. Cela pourra aussi offrir un tableau de cette maladie telle qu'elle a été aperçue jusqu'à ce jour, à ceux qui, éloignés du foyer où ils pourraient puiser des connaissances très-précises sur la rage, désireraient être au courant des choses qu'on a publiées à ce sujet : tout abrégé qu'il paraîtra, il sera cependant suffisant pour la faire connaître dans tous ses détails.

La rage est une maladie qui, sans doute, a existé dans tous les temps. Elle est le résultat d'une dégénérescence, ou d'une dépravation particulière, dans quelques-uns des principes constitutifs d'une des humeurs du chien ; elle se déclare spontanément dans la race canine, par une disposition particulière et propre à cette espèce, toutes les fois que telle ou telle influence fortuite capable de la développer, se rencontre chez un d'eux. Mais cependant, comme il ne nous est resté aucune trace de son existence dans les fastes de l'antiquité la plus reculée, il a quelquefois été mis en question si elle a toujours existé.

La nature n'ayant jamais varié dans sa marche, l'on pourrait avec raison affirmer qu'elle est de toute ancienneté ; mais il faut tâcher de reconnaître la cause de cette espèce d'incertitude. Certainement cette maladie doit être aussi ancienne que l'espèce à laquelle elle semble plus spécialement affectée. Ne pourrait-on pas raisonnablement présumer, que si rien ne constate que son existence soit de tous les temps, c'est que la rage a été fort rare dans ces temps très-reculés ? Alors chaque personne qui a pu être témoin de ses ravages, l'a sans doute trop peu de fois observée, pour avoir pu prendre des idées exactes ou précises sur son caractère et sa nature, et nous en avoir laissé une description qui soit enfin parvenue jusqu'à nous.

De plus, il doit nous paraître très-probable que ce qui a pu pendant long-temps la faire méconnaître et en faire ignorer l'origine, ainsi que la cause, c'est que ces pâtres de l'antiquité étaient des hommes simples et peu instruits. Ils habitaient des lieux très-distans les uns des autres, et lorsque, par un hazard alors assez rare chez eux à cause de l'éloignement, ils avaient été mordus par un chien enragé, leurs plaies n'ayant souvent montré aucun mauvais caractère, et s'étant rapidement cicatrisées, ils pouvaient bien dans ce cas ne pas attribuer à cette morsure, bénigne en apparence, guérie souvent depuis plusieurs mois, des accidens qui leur paraissaient n'avoir aucun rapport avec elle; il est même hors de doute que depuis long-temps, le plus souvent, ils l'avoient oubliée. Il serait alors très-naturel de croire que dans ces circonstances, lorsqu'ils étaient pris de rage, ils ne regardaient les symptômes qu'ils éprouvaient et dont ils étaient si cruellement tourmentés, que comme ceux d'une maladie rare à-la-vérité, mais dont la cause existait en eux.

Les circonstances qui ont pu contribuer à la multiplier davantage dans la suite, ont nécessairement dû rendre plus fréquentes les occasions de l'observer. La plus grande population et la civilisation, qui ont réuni les hommes par bourgades, par villages et par cités, ont produit cet effet. Sans cette réunion, il est probable, et même presque certain, qu'un chien pris de rage, en se sauvant du lieu qui lui servait d'asile, aurait pu errer çà et là dans des champs très-peu habités, pendant l'espace de trente ou trente-six heures, qui est chez lui le terme assez ordinaire de la durée de l'accès, sans rencontrer à sa portée quelqu'un sur qui il eût pu se jeter pour le mordre.

A mesure que, par suite d'une population encore plus nombreuse, les hommes s'éloignèrent davantage de l'état de nature, et rapprochèrent leurs habitations, pour être plus à portée de s'entraider mutuellement, si les jouissances qu'ils éprouvèrent de cette société commençante, eurent pour eux quelques charmes, nous ne pouvons disconvenir assurément, qu'elles n'aient aussi été compensées par une série de maux très-funestes auxquels elle a donné naissance.

Ce serait peut-être au moraliste à examiner quelle est la somme plus forte, ou des biens ou des maux qui sont résultés de l'état de société; si la masse des hommes y a plus perdu ou y a plus gagné, et si le bonheur est résulté, pour cette réunion, du concours d'un plus grand nombre d'individus; je lui laisse cette tâche à remplir, et elle n'est certainement pas médiocre. Mais moi, quelle que soit son opinion, le genre de mes études, le but de mes travaux et l'objet continuel de toutes mes sollicitudes et de mes méditations, ayant presque toujours été arrétés par leur nature sur l'homme souffrant, j'affirmerai que, dans cet état de réunion, presque tous les fléaux qui détruisent les individus, en empoisonnant en eux les sources de la vie, sont le résultat des grandes associations; et qu'ils agissent avec d'autant plus de fureur qu'elles sont plus nombreuses. La rage, qui, pendant des siècles, était restée inconnue, à raison de son extrême rareté, en est une preuve.

Les philosophes, dans les premiers temps, étaient les seuls qui s'occupassent de la connaissance des phénomènes de la nature, et d'expliquer les effets des météores, ainsi que leur influence sur les corps. Ce furent eux alors qui, sans doute les premiers, commencèrent à remarquer et à reconnaître chez plusieurs individus, une maladie toujours mortelle, avec des accidens semblables chez tous, ou ayant au moins une grande analogie. Ils ne pouvaient cependant pas encore se rendre compte d'aucune des circonstances qui produisaient ces symptômes affreux. Certainement, depuis ces temps fort éloignés, quelque événement particulier aura fixé davantage leur attention sur cette similitude d'accidens, survenus à-la-fois ou successivement à différentes personnes : c'est aussi sans doute alors que, frappés de plus en plus du danger extrême qui accompagnait cette maladie, et des accidens cruels, constamment suivis de la mort, dont ceux qui en étaient atteints étaient toujours les victimes, ils auront enfin observé avec beaucoup plus de précision, toutes les circonstances qui avaient précédé un pareil malheur. Il est à croire, et même il est hors de doute, que plusieurs personnes mordues par un même chien, affectées et périssant avec les mêmes symptômes, et de la même manière, leur auront enfin démontré clairement que la cause de cette horrible maladie, était due à la morsure que l'animal furieux et égaré leur avait faite. Cette connaissance, une fois acquise, a été un motif suffisant et bien capable d'exciter encore davantage les recherches des anciens philosophes, soit pour l'éviter, soit pour le guérir. Nous pouvons dire que c'est de cette époque uniquement que la maladie de la rage a réellement commencé à être connue; mais, pour cela, il ne faudrait pas en inférer qu'elle fût nouvelle.

Dans ces temps éloignés, les connaissances humaines étaient très-circonscrites; toutes les sciences physiques n'avaient point encore répandu les lumières dont elles brillent aujourd'hui. Cependant, la nécessité de répondre aux questions instantes des malheureux malades qui sollicitaient des secours, et l'humanité qui forçait de paraître en connaître les causes, qui, jusqu'à-présent, nous sont même encore restées inconnues, arracha des philosophes d'alors, des explications vagues et insignifiantes. Avec elles, ils paraissaient satisfaire à l'empressement et aux questions réitérées des malades, qui désiraient savoir si la cause de leurs maux était assez connue pour se flatter d'une guérison, et ainsi ils soutenaient leur courage et leur espérance dans ces momens terribles. Ces explications furent recueillies. Bientôt après, des noms de philosophes et de médecins célèbres qui leur furent accolés, les rendirent si respectables que, quoique tout-à-fait obscures, elles passèrent pour des vérités incontestables. Personne ne les comprenait sans doute, mais personne alors ne pouvant mieux dire, n'osa les attaquer; et ainsi elles parvinrent jusqu'à nous.

La difficulté de boire sans un étranglement très-caractérisé, qui fort souvent semblait devoir amener la suffocation absolue, conduisit et amena nécessairement les malades à l'aversion de ce qui pouvait leur produire des accidens aussi fâcheux. Ayant constamment témoigné leur horreur, pour la boisson qui leur causait de tels symptômes, et l'ayant témoigné avec cette véhémence qu'augmentait l'agitation habituelle et toujours excessive dans cette maladie, cela fixa l'attention des médecins plus particulièrement sur cette répugnance. De là est venu le nom d'*hydrophobes*, que l'on donna spécialement aux personnes attaquées de la rage. Par la suite, ayant été frappé des autres impressions produites, soit par l'air agité, soit par le bruit, soit par la lumière ou la blancheur éclatante de certains objets, il a été donné à chacune de ces affections, un nom particulier, tirant son étymologie de la cause qui produisait chez les malades ces différentes sensations morbifiques. L'on sera à portée de se convaincre, dans le cours de cet ouvrage, qu'aucun de ces noms différens par lesquels on a distingué cette maladie, ne lui conviennent absolument. Ils en présentent une idée tout-à-fait fausse. Toutes ces affections, diversement dénommées, sont le résultat d'une affection plus générale, et elles n'en sont qu'une modification singulière et un accident particulier. Enfin, après avoir reconnu qu'elle était la suite des morsures faites par un chien furieux, cette maladie a reçu le nom de *rabies canina*, *rabies à furore*, *rabies à canum morsurâ*.

Après avoir nommé la maladie, l'on a ensuite essayé de désigner quelle était sa nature.

C'est à cette époque et sur ce sujet que l'on a le plus divagué. Les anciens ont attribué les accidens de la rage aux modifications morbifiques des diverses qualités par lesquelles ils distinguaient ce qu'ils appelaient leurs différens tempéramens, et à leurs combinaisons entre elles. Selon eux, ils résultaient, ou d'une intempérie chaude et sèche des solides, ou d'une sécheresse immodérée qui causait, dans les parties solides, un changement tout-à-fait contraire à leur état habituel. D'autres ont dit que cette trop grande sécheresse des parties solides était accompagnée d'une augmentation de la chaleur naturelle, portée au point de présenter la sensation de la brûlure ; d'autres ont prétendu qu'elle était le résultat de qualités occultes ; d'autres, qu'elle devait son origine à l'atrabile, à cause de la ressemblance qui se rencontre dans les effets de ce venin et ceux de l'humeur atrabilaire; d'autres, que c'était une maladie vermineuse; d'autres, qu'une intempérie du cerveau produisait la crainte et l'horreur de l'eau. D'autres ont assuré que c'était un venin particulier dont le cœur était le refuge, et que le cœur, après avoir éprouvé une lésion, la communiquait aux autres organes. D'autres ont dit que la rage, ainsi que tout poison animal, agissait par un mouvement oscillatoire particulier contre nature, qui, d'abord obscur et imperceptible dans les parties musculaires, de proche en proche se communiquait aux organes dont il dérangeait les fonctions. D'autres ont assuré que c'était une sorte d'esquinancie, en ne considérant que les symptômes gutturaux; plusieurs, et c'est le plus grand nombre, ont avancé que la rage était une affection grave du genre nerveux; d'autres ont dit que ces affections nerveuses étaient un accident produit par un venin, qui, en agissant sur le sang, le corrompt, l'épaissit et le coagule; d'autres ont imaginé que c'était un venin alkali volatil tout de feu, que c'était un venin plein de matières lumineuses électriques; d'autres enfin, un phosphore, de la nature du fluide électrique, qui s'allume dans les vaisseaux sanguins.

Parmi toutes ces explications, il est facile de reconnaître combien elles sont éloignées des connaissances actuelles. Aujourd'hui on n'admet rien que ce qui est bien prouvé, et, dans les choses dont les preuves ne peuvent pas être constatées par des expériences démonstratives, l'on n'admet que celles dont les probabilités sont basées sur un raisonnement solide et conforme aux notions déjà acquises.

Si toutes ces explications qui nous sont parvenues ne nous ont rien appris de satisfaisant sur la nature du venin de rage, ce qui a été dit sur son siége semble plus naturel, sans cependant être plus juste. Il est peu de personnes qui d'abord n'aient été frappées plus particulièrement d'un symptôme, présentant un accident propre à la constitution de tel ou tel organe, ou à sa lésion, ou à celle de sa fonction. De-là chacun a placé le siége de la maladie sur la partie qui lui paraissait alors plus spécialement affectée.

D'abord, quelques auteurs ont prétendu que la rage était une préoccupation morale, une imagination frappée; d'autres qu'elle était un venin qui déprave l'imagination et fait voir dans l'eau que l'on boit la figure d'un chien; d'autres que le venin de la rage agissait en tyran sur l'imagination : l'on a varié sur le siège de la maladie, de-là il a été mis en question si la rage était une affection de l'ame ou du corps. La solution de ce problême, depuis quelque temps, a encore été proposée ; mais pour démontrer qu'il y a long-temps qu'il a été résolu, il suffit qu'un enfant non encore susceptible d'aucune impression morale, soit mort des suites d'un accès de rage, pour avoir prouvé, que la maladie est le résultat d'une cause matérielle agissant sur nos organes, que c'est une maladie du corps, et qu'à tort l'on a prétendu que c'était une affection morale.

Les convulsions ont fait croire que les nerfs étaient l'organe affecté et par lequel la rage exerçait son action sur tous les points de l'individu. Quelques personnes ont avancé que la maladie nerveuse existait, non dans la substance du nerf, mais dans sa fonction. Il est des auteurs qui ont cru que la membrane la plus proche du cerveau était le lieu où se portait le virus ; d'autres, frappés plus particulièrement de l'étranglement, ont placé son siége dans l'œsophage, dans les organes salivaires, dans ceux de la déglutition ; d'autres ont pensé que c'était le diaphragme, à cause du hocquet et de la douleur que les malades éprouvent vers cette région. Les vomissemens ont déterminé l'opinion

de ceux qui ont cru que l'estomac était le viscère sur lequel agissait le virus; l'ardeur vers
cette région, et la soif ardente des personnes attaquées de la rage les confirmaient dans leur
opinion. D'autres ont placé son siége dans le
cerveau seul. Il en est enfin qui, ne fixant point
spécialement leur attention sur un seul organe,
ni sur un seul accident, ont avancé que le
cœur, l'estomac, la tête et le diaphragme étaient
le siége de la maladie, et qu'ils étaient tous ensemble affectés.

Si ce que nous ont laissé les anciens sur la nature et le siége de la rage, n'a répandu aucune
lumière, à la clarté de laquelle nous ayons pu
acquérir des notions plus positives sur cette maladie, il ne faut en accuser que les temps. En médecine, comme en toute espèce de connaissance
humaine, il a certainement existé de tout temps
des hommes de génie, qui, s'ils eussent été pré-
munis de toutes les connaissances que nous devons aux découvertes nombreuses des savans
qui leur ont succédé, et qui nous ont précédés,
qui, dis-je, eussent très-certainement éclairé
toutes les sciences et la médecine, du résultat
des méditations profondes dont ils étaient capables de les enrichir. Mais, obligés de tout puiser
en eux-mêmes, leur vie était trop courte pour

recueillir, observer, méditer et expliquer; dans ce cas alors, à-peine étaient-ils arrivés à cette époque heureuse, où le fruit de leurs travaux était sur-le-point d'alimenter ces génies naissans, avides de profiter des recherches de leurs prédécesseurs, que, payant à la nature un tribut auquel personne ne peut se soustraire, ils emportaient avec eux des trésors d'autant plus précieux, que le fruit du génie est une chose dont la perte est inappréciable.

Il a fallu alors que leurs successeurs recommençassent sur de nouveaux frais. Il faut cependant convenir qu'avec une succession de plusieurs siècles, ce qui nous est resté de chacun d'eux a formé une masse de connaissances très-précieuse. Elle épargne à ceux qui s'occupent de travaux scientifiques, un temps que nous leur voyons chaque jour employer plus utilement, et qui fera certainement parcourir aux sciences une carrière si rapide, que bientôt il ne sera presque plus possible d'entrevoir quel est le terme où s'arrêtera l'esprit humain.

Les faits qui frappent davantage, parce qu'ils agissent sur les sens, parce qu'ils portent sur des choses qui ont un caractère positif, et qui, par cette raison, sont plus à la portée de tout le monde, sont en médecine la base la plus solide sur la-

quelle on puisse s'appuyer pour tirer des conséquences justes et utiles. Les anciens en ont
rapporté de constans, dans ce qu'ils nous ont
transmis sur les symptômes de la rage. Mais qu'il
me soit cependant permis de mettre en avant ici
une réflexion qui mérite la plus grande attention. Ou bien, la maladie a terriblement dégénérée et s'est considérablement adoucie, pendant
ce long intervalle de temps qui s'est écoulé depuis
eux jusqu'à nous, ou bien, sans doute, saisis d'effroi à l'aspect des malades affectés de la rage,
les descriptions qu'ils nous ont communiquées,
et qui nous sont parvenues, se ressentent fortement de la vivacité de l'impression qu'ils ont
éprouvée.

Plusieurs auteurs parlent de hurlemens, d'a-
boiemens, de tremblemens, de mouvemens chez
les malades pour se jeter sur les personnes qui
les entourent, afin de les mordre ; d'horripila-
tions, d'yeux étincelans, quelquefois remplis
de sang, fixes ou roulans, même brillans pendant la nuit ; de poils hérissés, de délire, de
fureur, de gonflement de l'estomac, de vomissemens de matières vertes ou noires, de
taches sur plusieurs parties du corps, du gonflement du visage avec les paupières livides ou
noires, d'une langue aride et sortant de la bou-

che, de convulsions enfin , suivies tantôt d'une roideur spasmosdique générale, tantôt de paralisie. Il en est aussi qui ont avancé que les enragés prenaient les mouvemens du chien ou du loup, ainsi que leur voix, et qu'ils se mordaient eux-mêmes.

Un de ces symptômes a pu sans doute, et peut encore se rencontrer quelquefois dans une crise d'accès de rage portée au plus haut degré; mais lorsque, dans les descriptions que l'on nous en donne, on présente la série de tous ces accidens violens, jointe à celle de tous ceux qui constituent son caractère propre et essentiel, on offre alors un tableau outré de la maladie. Il se pourrait bien cependant que les médecins d'alors n'ayant pas encore reconnu qu'une sensibilité exaltée au suprême degré , était l'accident essentiel de cette maladie, et qu'ayant , d'après cela, laissé les malades exposés à tout ce qui pouvait encore l'exalter davantage et la porter à un degré surnaturel, ils aient pu, dans ce cas, voir survenir un ou plusieurs de ces symptômes singuliers. Nous ferons remarquer dans la suite, qu'ils ne tiennent pas essentiellement à la rage, mais seulement qu'ils sont l'accident de l'impression trop vive des choses extérieures sur eux. L'on sent bien que, d'après cela, l'on a pu présenter comme symptômes pathognomoniques de cette maladie, des phénomènes qui réellement n'étaient qu'accidentels, et seulement le résultat d'affections étrangères que l'on eût pu éviter.

Parmi les personnes que j'ai vues périr de cette maladie, je n'ai observé aucun de ces symptômes extraordinaires qui viennent d'être annoncés, et je les crois si rares, que de nos jours on ne les a peut-être jamais rencontrés. Cette notion fause que l'on a pu prendre sur cette maladie, d'après ces symptômes si extraordinaires, énoncés depuis si long-temps, et répétés le plus souvent par les modernes qui ne les ont pas vus, mais qui, sur la foi des anciens, les ont présentés comme signes pathognomoniques de la rage; cette notion fausse de la rage, dis-je, ne serait-elle pas une des raisons principales qui le plus souvent l'a fait méconnaître dans son principe? Ne pourrait-on pas croire aussi que c'est ce qui a empêché que les médecins ne pussent à temps employer une méthode raisonnée, qui, si elle n'eût pas guéri d'abord, les eût peut-être conduits à suivre une route au bout de laquelle ils eussent trouvé la vérité et des succès?

Après avoir donné des descriptions de la maladie, l'on a examiné les différens modes de communication. Il a été avancé que le virus et la salive d'un chien enragé, peuvent quelquefois communiquer la maladie, sans que l'on ait reçu aucune blessure ; l'on cite des observations de personnes qui ont contracté la rage, pour avoir mis la main dans la gueule d'un chien enragé, pour l'avoir baisé, pour avoir cherché dans la gueule d'un chat, si la strangulation qu'il éprouvait ne tenait pas à quelqu'os qui y fût resté caché. L'on regarde l'écume qui sort de la gueule des animaux enragés, comme capable de transmettre la rage par le seul contact. L'on rappelle constamment l'anecdote d'une ouvrière qui, pour avoir touché avec le bord de ses lèvres et sa langue, la partie d'un vêtement qu'elle raccommodait, et qui avait été déchiré par la dent d'un chien enragé, a été prise de la maladie. L'on cite enfin le témoignage de personnes qui ont affirmé d'après des faits qui leur ont paru çonstans ; que la chair d'un animal mort de la rage, que le lait d'une vache infectée de la maladie, pouvaient aussi la commuquer. L'on a, d'un autre côté, cité ensuite des faits qui ont paru prouver le contraire. L'on rapporte enfin l'opinion de plusieurs personnes, qui ont fait observer que la plus ou moins grande facilité de la contagion, tenait au séjour plus ou moins long-temps continué du virus sur les parties, à sa plus grande malignité, à la délicatesse plus ou moins grande des parties où il séjourne, et à ce qu'elles sont revêtues d'un épiderme plus épais, ou plus fin, tel que les lèvres et la langue.

Le point auquel toutes les opinions se réunissent, c'est que la morsure du chien enragé la communique toujours. Il a aussi été avancé, que la morsure de l'homme malade de la rage ne la propageait pas, ce qui pourrait bien être vrai; je développerai mes idées sur cette opinion, dans la partie de cet Ouvrage consacrée à la méthode curative que je proposerai; comme elles tiennent au système que j'ai adopté pour développer la théorie de la rage, et d'après lequel je tirerai quelques inductions pour baser ma méthode curative, cette explication serait ici prématurée.

Toutes ces observations sur le mode de communication, jettent certainement de grandes lumières sur la manière de contracter la rage, et sur la conduite que l'on doit tenir pour éviter la contagion. Cependant je pourrais, sans prétendre détruire totalement le résultat des observations citées, énoncer mon opinion. C'est que le vice rabieux ne se propage que toutes les fois qu'une plaie ou une écorchure, ou

même la dépression la plus légère de la dent,
si l'épiderme est entamée, a favorisé son introduction. Comme tous les faits cités n'ont été
rapportés qu'à raison des accidens survenus,
et qu'avant la contagion, l'on n'avait pris aucune précaution pour s'assurer si elle aurait
lieu ou non, et si ce serait de telle ou telle manière, l'on pourrait raisonnablement présumer
que quelque écorchure peu notable et point
remarquée, ou même simplement l'éraflure de
l'épiderme, à la partie qui avait été humectée
du vice rabieux, avait toujours donné lieu à
son intromission, et de là, aux accidens qui
étaient survenus.

Des faits, qui sont regardés comme constans,
sont rapportés pour indiquer la différence qui
se rencontre, entre les époques nécessaires pour
donner lieu au développement du miasme de
la rage, chez certains sujets. Chez les uns, la
rage s'est déclarée dans l'espace de deux ou
trois jours ; suivant plusieurs auteurs, quelquefois dans le cours d'une semaine ; selon le
plus grand nombre, avant six semaines. Il en
est beaucoup qui disent que souvent elle ne
s'est montrée qu'après trois, quatre ou huit
mois ; d'autres après un an. Des auteurs, enfin, assurent que ce vice quelquefois n'a fait

explosion qu'après une époque beaucoup plus longue, telle que deux, quatre, six, seize, dix-huit et même quarante ans.

Ce que l'on peut inférer de cette variété notable, entre les diverses époques du développement du miasme de la rage chez les différens sujets, c'est qu'il n'y en a aucune de précise, et que ce développement ne tenant point à la nature propre du virus, dépend uniquement de la disposition individuelle des sujets et des influences fortuites qui, dans telles ou telles circonstances, agissent sur lui pour lui faire faire explosion.

Après avoir fixé leur attention, sur les différentes époques auxquelles la maladie se déclare, les médecins ont examiné si la rage naissait spontanément chez le chien et dans sa race; si, pour contracter la rage, la communication du vice rabieux par le chien était indispensable chez l'homme, et s'il était vrai qu'ils eussent quelquefois contracté cette maladie par eux-mêmes. Examinons cette question :

La rage se produit, dans la race canine, par le concours de telles ou telles dispositions dans ses humeurs, qui leur donne un caractère apte à constituer chez eux la maladie de la rage, lorsque les influences fortuites capables de donner lieu au développement du vice rabieux, viendront se joindre à cette disposition particulière. Heureusement pour l'humanité, la multiplicité des combinaisons nécessaires pour produire ce miasme est telle, que personne ne peut en concevoir une idée, et elle est si grande, qu'elle ne doit laisser subsister chez nous aucune inquiétude à ce sujet. Cependant, il faut convenir que chez l'homme, le concours de la morsure du chien ne semble pas être absolument et indispensablement nécessaire pour contracter la rage.

Dans la dernière partie de cet Ouvrage, en parlant des causes qui la déterminent plus spécialement dans la race canine, on sera à même de juger qu'il existe, dans l'organisation de l'homme et dans celle du chien, ainsi que dans ses habitudes et ses goûts, une telle différence, que la disposition particulière à engendrer le vice rabieux, déjà très-rare dans la race canine, devient un phénomène tout-à-fait extraordinaire chez l'homme; malgré cela, ce phénomène a dû quelquefois avoir lieu spontanément chez lui par les raisons suivantes:

L'homme et le chien, malgré les grandes différences qui les distinguent, ont cependant des rapports très-intimes par plusieurs de leurs fonctions, telles que la digestion, la respiration, la sanguification, la secrétion de la bile, de la salive, des urines, etc...; et il faut convenir qu'à quelques nuances près, leurs fonctions et les secrétions de leurs humeurs semblent suivre les mêmes lois, et être dirigées par le même mécanisme.

L'on ne peut se refuser à l'idée toute simple, que les influences fortuites doivent agir de la même manière et suivre les mêmes lois, sur des organes et sur des substances dont les élémens sont presque les mêmes. Si, dans les variétés sans nombre qui peuvent se rencontrer dans la combinaison des humeurs, relativement à la disposition qu'elles ont, ou peuvent avoir à contracter le caractère apte à produire la maladie de la rage, l'influence fortuite propre à développer le miasme rabieux, trouve dans quelque espèce d'animal que ce soit, la combinaison sur laquelle elle puisse avoir de l'action, aussitôt se développera, dans l'humeur disposée à contracter la rage, le principe et la combinaison capable de produire cette maladie.

Il est donc à présumer que, dans la multitude infinie des différentes combinaisons que chaque individu humain a pu présenter, relativement à la nature de ses humeurs, ainsi qu'à leurs rapports avec les influences fortuites, qui ont pu et dû journellement et chaque instant y apporter des changemens, il a dû, dans le nombre incalculable d'hommes qui ont existé, s'en rencontrer plusieurs qui aient présenté aux influences fortuites, quelque disposition dans leurs humeurs, capable de produire spontanément la rage chez eux.

Ainsi, il pourrait donc ne pas être mis en question, s'il est absolument nécessaire que la rage soit communiquée à l'homme par le chien, et s'il est susceptible de contracter la maladie spontanément. Mais comme d'ailleurs, il y a des auteurs qui, appuyés sur des faits constatés par leurs propres observations et par l'expérience, ont prétendu que l'homme était susceptible de produire par lui-même le miasme de la rage, et ont assuré qu'ils avaient vu la rage se déclarer spontanément chez lui, ceci lève toute incertitude que pourrait laisser subsister un simple raisonnement, basé sur les probabilités que je viens de présenter.

L'on a ensuite cherché d'où venait le miasme de la rage.

L'on a attribué la naissance du vice rabieux, chez les chiens, à l'excessive chaleur, ainsi qu'à un froid immodéré long-temps continué ; à la transition subite d'un grand chaud à un grand

froid, à une boisson très-froide l'animal étant
très-échauffé par une course violente, aux alimens âcres et putréfiés qu'ils mangent avec
avidité, ainsi qu'à toutes les immondices et or-
dures pour lesquelles ils ont un goût très-déter-
miné.

L'on peut reconnaître dans toutes ces causes,
qui donnent naissance à la rage chez le chien,
un principe de dépravation acrimonieuse, fa-
vorisée par une constitution, par une circonstance particulière à sa race, et par la nature
des alimens putréfiés dont il aime à se nourrir,
qui, du moment où quelque influence fortuite présentera une combinaison susceptible
de développer la rage, imprimera à ses humeurs le mouvement intestin nécessaire, pour
achever le genre de dépravation, capable de
donner naissance aux accidens caractéristiques
de cette maladie.

Si les anciens ont eu peu de notions positives
sur le caractère, la nature, le siége et les causes
de la rage ; si les descriptions qu'ils nous en ont
transmises, nous offrent une redondance d'accidens qui égarent l'imagination, éloignent de
la vérité et font perdre de vue, dans cette foule
de symptômes énoncés, les symptômes réels
qui décèlent son existence et son caractère,

il ne faut pas en être étonné; ils n'ont pas reconnu ni adopté de bases, d'après lesquelles ils
aient dirigé leurs observations. C'est aussi par
cette raison qu'ils ont presque toujours échoué
dans les moyens qu'ils ont employés pour guérir cette maladie; ils n'ont pas eu de données
d'après lesquelles ils aient été conduits dans la
marche de leur traitement, pour arriver droit
au but. Enfin, si par fois ils ont obtenu quelques succès, ils ne les ont dus qu'à la multiplicité
de remèdes qu'ils administraient, parmi lesquels
il a pu s'en rencontrer quelques-uns qui fussent
adaptés aux circonstances pour lesquelles il les
employaient.

Lorsqu'ils parlent de cures, le plus souvent ils
ne distinguent pas les époques auxquelles ils ont
employé tels ou tels secours, et ils ne disent pas
si la rage était déclarée ou non; il arrive très-
souvent qu'ils regardent et annoncent comme
guéries, des personnes qui ayant été mordues, ont
échappé aux accidens de la rage confirmée. Les
auteurs modernes, sans doute frappés des inconvéniens qui sont résultés de cette confusion
d'idées, ont eu la précaution de diviser en deux
époques très-distinctes, le temps que peut parcourir le venin rabieux. Le premier temps est
celui qui s'écoule depuis le moment de l'inser-

tion , jusqu'à celui où une cause quelconque excite le travail qui le met en action; le second temps ou la seconde époque , commence au premier instant de ce travail , et se termine à la fin de l'accès.

Ils ont appliqué à chacune de ces époques un traitement particulier. Lorsque le venin a été inséré , qu'il est encore cantonné au lieu de l'insertion , et avant que par quelque cause déterminante , il ait été mis en action, ils ont tâché, ainsi que cela s'est pratiqué de tout temps , de guérir les malades , ou pour mieux dire , de prévenir le développement du miasme rabieux. C'est cette tentative que les modernes ont appelé traitement préservatif. Ils ne l'ont pas confondu avec celles qui ont été faites pour combattre les accidens qui surviennent aussitôt après l'explosion de la maladie; et ce sont celles-ci que l'on appelle traitement curatif.

Il serait très-difficile, pour ne pas dire impossible, de donner une idée précise de tout les médicamens qui ont été indiqués pour la cure de la rage. Il faudrait passer en revue presque toutes les substances naturelles des trois règnes de la nature, et une partie des compositions dans lesquelles elles ont été combinées. Les médicamens les plus contradictoirement opposés par leur nature. et leurs effets, ont été conseillés à raison de succès proclamés, et dans cette foule de formules bizarres pour la plupart, il est très-difficile de concevoir (s'il est vrai que ces succès aient eu quelque réalité) à quelle ou à quelle propriété de ces médicamens ils peuvent être dûs.

Pour rendre plus facile à saisir ce qui a été écrit sur la rage, je me suis déterminé à rédiger, sous la forme de tableaux, des notes recueillies dans les divers ouvrages des auteurs qui ont traité de cette maladie; par ce moyen, il sera facile d'apercevoir, d'un coup-d'œil, les différens aspects sous lesquels elle a été considérée, et l'on pourra aussi prendre une opinion précise, d'après ce qui a été dit et pensé sur cette maladie, de sa nature, de ses causes, de ses symptômes, et des différens moyens qui ont été employés pour la combattre. Par la notice que je viens d'exposer, et les tableaux qui l'accompagnent, j'espère rendre cet Ouvrage assez complet, et qu'il y aura peu de chose à ajouter, pour être au courant des connaissances acquises sur cette maladie.

Mais mon intention est de donner une description exacte de la rage, telle que je l'ai observée. Après avoir donné une notice des symptômes dont la description nous a été transmise par plusieurs

5

des auteurs qui l'ont décrite, et dont les tableaux présentent l'ensemble, comme je n'en ai pas été témoin, j'ai jugé à propos de ne rien intercaler de ce que je n'ai pas vu, dans la série des accidens que je vais mettre sous les yeux du lecteur. Je me flatte que par eux seuls, l'on pourra toujours la reconnaître dès le premier instant de l'invasion, au moment même où le venin rabieux entrera en action, et qu'ainsi, dès son principe, l'on sera à même de s'opposer à ses ravages.

TROISIÈME PARTIE.

La maladie de la rage est l'exaltation excessive de la sensibilité portée au plus haut degré chez l'homme, par la déparvation de l'humeur de la transpiration qui séjourne sur le tissu muqueux de la peau, et qui y exerce son action sur les expansions nerveuses dont il est recouvert.

Lorsque je dis la transpiration, j'entends l'humeur perspiratoire qui s'exhale de toute la surface du corps par les pores de la peau, tant sous la forme de l'insensible transpiration, que sous celle de sueur ou de transpiration vulgairement dite. Cette maladie se propage presque toujours par l'insertion d'un miasme qui lui est particulier.

Si cette maladie semble présenter quelque analogie avec les maladies éruptives, au moyen de laquelle on semblerait pouvoir les classer ensemble, elle a aussi un caractère particulier qui lui est propre, et des différences par lesquelles ces maladies paraissent n'avoir que quelques rapports imparfaits.

Le miasme rabieux, ainsi que tous les virus des maladies éruptives, transmet la maladie de la rage par l'insertion; ainsi qu'eux, il reste inert pendant quelque temps, et caché dans le lieu où il a été inséré. De même qu'eux, il est déplacé et mis en mouvement; ainsi que celui de tous les virus, son travail s'annonce par un signe léger d'inflammation à l'endroit de l'insertion; enfin, comme eux, il semblerait qu'il est porté à toute la surface du corps.

L'on peut certainement remarquer ici plusieurs points de ressemblance par lesquels la rage paraît beaucoup se rapprocher des maladies éruptives. Mais ceux par lequels elle en diffère me semblent présenter quelques caractères qui peuvent aussi la faire regarder comme une maladie très-distincte.

Examinons d'abord ceux qui sont généraux dans les maladies éruptives. L'insertion les communique, mais elle n'est pas absolument nécessaire; le simple contact de parties imprégnées d'un virus, ou les émanations qui s'échappent de l'individu malade, donnent naissance à la maladie qui lui est propre. Ensuite, ces virus, une fois introduits par absorption, ou insérés, se développent par une nature essentiellement active en eux, qui leur est particulière. Cette activité comporte constamment, dans chaque espèce de virus, pour le travail d'assimilation qui s'opère, tel intervalle d'un temps toujours fixe et marqué, à la fin duquel ils arrivent à l'état où ils rompent les barrières qui les tenaient cantonnés. Enfin, ils se répandent de là sur toute la surface du corps, pour en être éliminés. L'époque déterminée pour arriver régulièrement et constamment à cette crise nécessaire, est le résultat d'une action intestine, régulière et continue, qui, abstraction faite du sujet et des circonstances, suit une loi et une marche constante, pour parvenir à un terme indiqué par la nature et propre à chacun d'eux.

Il n'en est pas de même du virus rabieux ; il ne se communique pas, par le seul contact des objets qui ont été imprégnés du miasme morbifique, ni par les émanations de l'individu malade. Pour qu'il puisse communiquer la maladie, il me semble indispensable qu'il y ait une plaie, ou au-moins une écorchure qui laisse une partie dénudée de l'épiderme, afin de procurer l'intromission directe et immédiate de quelques portioncules du miasme. Une fois que ce vice est inoculé, il n'entre point en fermentation, ainsi que les autres virus, par une activité propre et essentielle à sa nature.

Il n'a pas d'époque marquée, ni fixée pour faire explosion ; enfin, il reste cantouné pendant un espace de temps indéterminé, souvent assez long. Je dis qu'il n'entre pas en fermentation par sa propre activité ; car il faut concevoir que, s'il avait en lui le principe d'une action continue et intestine, rien ne pourrait empêcher qu'à une époque fixe et déterminée par la nature, il ne produisît la crise qui doit nécessaiment résulter d'un principe, dont l'activité serait une des qualités essentielles. Outre ces différences, il y en a une bien remarquable : c'est qu'il doit son développement à des causes, ou morbifiques, ou accidentelles, qui deviennent déterminantes, et qui le mettent en action plus ou moins rapidement.

L'on a souvent vu le virus déposé rester incrusté au lieu de l'insertion pendant un temps indéterminé, qui offre une latitude depuis deux jours jusqu'à six semaines, jusqu'à plusieurs mois, et, selon quelques auteurs, jusqu'à plusieurs années. Je pense que, dans ce cas, il y aurait lieu de croire que, chez les différens sujets auprès desquels on a observé de telles différences, ce n'a été qu'à raison du défaut de causes déterminantes que le miasme de la rage est resté si long-temps dans l'inertie.

Ce qui constitue encore une différence très-notable, c'est que, dans les maladies éruptives, l'intromission du virus produit seule la maladie par une cause matérielle, active par elle-même, qui est dans le virus ; et que, dans la rage, le concours de deux causes est nécessaire, savoir, la présence du miasme comme cause matérielle non active par elle-même; ensuite, une action étrangère comme cause déterminante, qui développe le virus rabieux.

Ici les rapports de ces deux espèces de maladies recommencent. Dès que le miasme de la rage est mis en action, aussitôt il entre en fermentation dans le lieu de l'insertion. Là, il subit une espèce de travail qui le met en mouvement et le fait rentrer dans le torrent de nos humeurs, pour y subir ensuite une crise ou une espèce de coction, et être de là porté à la surface du corps, afin, sans doute, d'en être éliminé, comme les virus de toutes les maladies éruptives. Mais il faut convenir qu'à ce terme de la maladie, l'analogie semblerait à beaucoup de personnes n'avoir plus lieu, parce qu'il ne paraît pas d'éruption. Cependant, lorsque nous aurons décrit les symptômes de la rage, depuis l'insertion du miasme par la morsure, jusqu'à la terminaison de la crise, et que nous aurons examiné quelle est sa nature, son siége, et son action sur les parties où il se porte, nous pourrons peut-être, avec raison, présumer que la marche de ces maladies est encore la même à cette époque, et que ce défaut de crise éruptive n'est dû qu'à la trop grande rapidité des accidens qui suivent son développement, à la désorganisation nerveuse presque subite qui en résulte, et à l'anéantissement de la force vitale, par le séjour qu'il fait sur l'organe trop sensible où il est déposé.

Si la rage et les maladies éruptives ne peuvent pas être rangées dans la même classe, à raison des différences caractéristiques qui les distinguent, il faut cependant reconnaître qu'il y a plusieurs rapports par lesquels elles ont une analogie assez sensible. Je suis d'autant plus disposé à croire, qu'il existe une grande similitude sous certains rapports entre ces maladies, que, dans les maladies éruptives, il y a des moyens qui ont toujours été employés utilement pour leur traitement, et que j'ai observés avoir aussi quelque influence sur les accidens de la rage. Il pourrait résulter de cette espèce de parallèle que je viens de présenter, que ces rapports, mieux connus, pourraient peut-être un jour diriger les vues pratiques du médecin qui les saisira , pour parvenir à des résultats satisfaisans dans le traitement de cette terrible maladie.

La rage n'est point une maladie propre à l'espèce humaine, et, *ordinairement,* elle ne s'engendre pas spontanément chez l'homme.

La rage est une maladie propre et particulière aux chiens, aux loups et aux renards, qui s'engendre spontanément dans cette race. C'est le chien qui, le plus fréquemment, la communique à l'homme par la morsure. Maintenant, resterait à savoir si tout autre animal, à qui le chien l'a communiquée, peut aussi la propager de la même manière. Ceci est une question qui, tenant à la différence du siége de la rage, dans différentes espèces chez qui elle peut se développer, trouvera dans la dernière partie de cet Ouvrage, quelques éclaircissemens au moyen desquels on pourra la résoudre.

Il existe dans l'organisation du chien, ainsi que dans la nature des fonctions qui sont propres à son espèce, et sur-tout dans quelques-unes de ses humeurs, une telle disposition à ce genre de dépravation toute particulière, que, lorsque quelques circonstances ou influences fortuites favorables à son développement, se présentent en lui, la rage aussitôt se forme et se développe spontanément.

Le vice de la rage, dans les chiens, lorsque la cause qui lui a donné naissance a agi sur eux, se porte rapidement vers les organes salivaires, à toute la membrane qui revêt l'intérieur de sa gueule, et il altère tout aussitôt les sécrétions de ces organes. La dent du chien, imprégnée de l'humeur excrétoire que ces parties distillent, insinue une portion de l'humeur dépravée dont elle est humectée, dans l'ouverture qu'elle a pratiquée à la peau. Quoique cette portion inoculée contienne avec elle le principe de la maladie, il est tellement empâté dans les substances salivaires et autres auxquelles il est mélangé, qu'au premier instant il ne produit aucun effet sensible et qui lui soit propre.

Lorsque la dent n'a pas procuré un grand déchirement, la morsure, le plus souvent, se cicatrise très-promptement, et quelques jours après, à-peine peut-on remarquer l'impression qu'elle a faite.

On a observé que, pour que la rage puisse se communiquer, il faut que la morsure pénètre et que la salive dépravée soit déposée sous l'épiderme. Ce n'est que dans cette circonstance que, selon moi, le virus inoculé peut entrer dans le torrent de la circulation, et alors communiquer sa dépravation à celle de toutes les humeurs, que des circonstances particulières disposent à la recevoir.

L'émission d'un peu de sang à l'endroit de la morsure, n'est pas absolument nécessaire ni un signe toujours indispensable pour faire craindre la communication de la maladie. Toutes les fois que l'épiderme a été entamé ou effleuré, et que la dent a pénétré jusqu'au corps muqueux de la peau, quoique aucun des vaisseaux sanguins qu'il recouvre n'ait été déchiré, et que la morsure n'ait pas saigné, l'on peut et l'on doit redouter la contagion.

La salive dépravée ayant une fois pénétré par la morsure, reste inerte dans le lieu de l'insertion, sans donner le moindre signe de sa présence, ni sans procurer la moindre sensation, jusqu'à l'époque où il se présentera une cause déterminante capable de développer le principe délétère qu'elle contient. Cette époque n'a pas un terme marqué d'une manière fixe et positive, ainsi que nous l'avons déjà énoncé.

Pendant tout cet intervalle de temps où il demeure incrusté, le malade semble jouir de son état de santé habituelle. Enfin, l'homme étant, dans le cours de la vie, exposé aux effets de toutes les influences nécessaires et fortuites qui peuvent journellement se rencontrer, l'atteindre et l'affecter, il arrivera un moment où il se présentera une cause capable de provoquer le travail indispensable pour l'explosion. Très-rarement il arrive que celui chez lequel ce poison aura été inséré, puisse échapper au malheur qui en est la suite. Ces causes sont très-nombreuses : une colère, un saisissement, une terreur, une violence que l'on se fait, ou toute impression morale vive; la fièvre, un dérangement de santé par une cause quelconque qui ajoute à l'activité habituelle de la circulation, une indigestion, un excès de quelque nature qu'il soit, un exercice forcé, une simple fatigue à la suite de laquelle la chaleur du malade soit augmentée; enfin, tout ce qui peut donner une commotion physique, morale ou nerveuse, toutes ces choses, par une action générale imprimée à l'individu, produisent un effet sur le miasme incarcéré, et lui causent un léger déplacement. Ce mouvement, une fois communiqué, déterminera aussitôt une effervescence ou un travail; alors la partie dépravée se dégageant incontinent des entraves qui la retenaient, et se développant rapidement, communiquera sa dépravation aux humeurs avec lesquelles elle aura le plus d'analogie.

Quelle que soit la cause déterminante qui ait agi, au même instant où le travail commence, la position du malade change, et alors tout de suite l'explosion s'annonce. Je trace ici la marche de cette maladie d'après ce que j'ai observé moi-même; si les descriptions de la rage qui ont été publiées, diffèrent en plusieurs circonstances de celle-ci, c'est qu'apparemment cette maladie a pu montrer beaucoup de variétés qui, dans le nombre des malades que j'ai vus, ne se sont pas présentées à mon observation.

Dès que le travail du miasme commence, l'endroit de la morsure s'enflamme légérement, et le point où a pénétré la dent de l'animal s'élève un peu; ensuite il devient très-rouge et douloureux. Dans les douze heures qui suivent ce mouvement précurseur de l'explosion, quelquefois même beaucoup plus tôt, le malade éprouve la sensation d'un froid léger qui parcourt différentes parties de son corps; alors il devient triste, taciturne, et ressent principalement dans la tête une espèce d'embarras inquiet, quelquefois accompagné d'un peu de chaleur, qui le provoque à rechercher la solitude et le repos. Mais, à cette époque, déjà il lui est de toute impossibilité de le saisir, tant à cause de l'extrême anxiété qu'il ressent, que par rapport à l'agitation qu'excitent en lui, sur-tout lorsqu'il est au lit, des rêves pénibles et effrayans, dans lesquels se présentent toujours à son imagination les impressions sinistres que le chien et les suites de la morsure ont pu faire sur son esprit. L'appétit aussitôt cesse entièrement.

Ces accidens sont précurseurs de scènes plus sinistres qui se préparent, et alors il se développe un autre ordre de symptômes.

Tous paraissent tenir à une exaltation extrême et générale du sentiment et de la sensibilité. Ceci est parfaitement démontré par l'excessive susceptibilité, tant du moral que du sens du toucher, auquel peuvent être rapportées toutes les variations que présentent les différens symptômes de la maladie. Il faut convenir que si les autres sens, dans cette maladie, paraissent aussi quelquefois affectés dans leurs fonctions particulières, ils ne le sont que par ce qu'ils ont de commun avec lui. Toutes les impressions variées, que les diverses sensations qui les affectent font sur eux, ne sont réellement qu'une modification particulière du sens du toucher.

Cette exaltation de sensibilité se démontre en un instant de cette manière : le souffle d'une personne distante du malade de quinze ou vingt pieds, le vent d'une porte que l'on ouvre ou que l'on ferme, l'agitation la plus légère dans l'air, quelle qu'en soit la cause, l'air que l'on fend en marchant (car j'ai vu un enfant, au moment même où les accidens de la rage se déclaraient, vouloir ne marcher qu'à reculons, parce que, disait-il, le vent *lui faisait un grand mal à la respiration*, et l'étouffait); toutes ces choses, dis-je, font au malade une impression très-vive et très-sensible. Elles lui causent une agitation spasmodique avec une espèce de tremblement, ou, pour mieux dire, de frémissement dont les effets se portent à la région épigastrique, et se propagent en même-temps sur le diaphragme, sur les muscles de la respiration qu'ils entravent plus spécialement lors du mouvement d'inspiration, sur ceux du cou, ainsi que sur ceux du larynx et du pharynx. Ces diverses impressions causent sur tous ces muscles une action violente de rétraction avec une espèce de tremblement oscillatoire, qui, de toutes ces parties, se communique bientôt aux muscles des mâchoires et à ceux de la tête.

Un bruit subit, même médiocre ; des sons aigus, qu'ils soient prolongés ou que leur mouvement soit rapide, si il survient une variation

très-prononcée dans leur nature ou leur intensité, procurent la même agitation et le même
tremblement que le mouvement de l'air ; la
vue d'un objet éclatant, soit par sa blancheur,
soit par la réflexion de la lumière, cause aussi les
mêmes effets, et est suivie des mêmes accidens.

Tout ce que les malades touchent, les porte
à retirer leur main, à cause de l'impression
trop vive qu'ils ressentent. Les corps qui leur
paraissent froids au toucher, leur font éprouver
une sensation encore plus désagréable.

Le malade ne veut pas boire ; l'approche du
verre au bord de ses lèvres lui est très-pénible,
ainsi que le passage de la boisson par les voies
de la déglutition. Lorsqu'il peut enfin se déterminer à en avaler quelques gorgées, souvent
même, ou presque toujours, il la repousse aussitôt avec un geste *qui semblerait indiquer
qu'elle lui fait horreur.* Les alimens solides lui
causent aussi les mêmes effets, mais ils sont
quelquefois moins violens. Ne pourrait-on pas
croire que l'impression plus vive des liquides,
tient à ce qu'ils s'appliquent plus immédiatement que les solides, sur chacun des points sen-
sitifs, qui tapissent l'intérieur des organes de la
déglutition. Ces symptômes sont le résultat de
la rétraction considérable de tous les muscles

du cou, par l'impression du contact que les alimens solides et les boissons sur-tout excitent dans
le gozier et dans l'œsophage.

Presque tous ces accidens se développent à
la fois; mais quelque temps après, ils commencent à s'aggraver. J'ai observé des malades
qui avaient les yeux enflammés, la physiono-
mie rouge et qui paraissait fort animée. Mais
j'en ai vu aussi un plus grand nombre, qui,
lors de la violence de l'accès, avaient tous les
traits du visage plutôt pâles que colorés, et dans
un état de rétraction très-exprimée, marquant
l'impression d'une anxiété fort douloureuse, et
de l'inquiétude la plus grande et la mieux prononcée, cependant sans aucun signe de violence,
ni même sans humeur.

Une chose à remarquer, c'est que jusqu'alors
les malades ne se plaignent point d'éprouver
aucune douleur réelle, locale et particulière.
Leur mal est un resserrement général qu'ils
éprouvent, une grande agitation qu'ils ne peuvent définir, et une angoisse extrême. A cette
époque de la maladie, l'agitation physique influe déjà sur le moral.

Les facultés intellectuelles des malades se
ressentent de l'agitation générale de toutes les
sensations, et démontrent aussi très-clairement

l'exaltation du sentiment. Vers cette période de la maladie, toutes leurs expressions deviennent extraordinairement vives ; mais malgré leur vivacité, elles sont presque toujours douces et affectueuses. L'on observe aussi chez ces malades une perspicacité au-delà de leurs moyens habituels. L'agitation physique donne de l'activité à l'intelligence, et, dans ce cas, les malades sont supérieurs à ce qu'ils étaient auparavant.

C'est alors que, s'ils connaissent leur malheur, ils s'inquiètent vivement et sur eux et sur leurs rapports avec les assistans. Lorsqu'ils éprouvent un mouvement spasmodique, suite ordinaire de la plus légère impression externe, ils craignent que cette activité intérieure qu'ils éprouvent et dont ils ignorent les effets, ne les porte, par une impulsion involontaire, à se jeter sur les personnes qui les entourent pour les mordre ; alors ils les invitent, avec attendrissement et avec une grande vivacité, à se retirer.

Afin de ne pas interrompre la description des symptômes de la maladie, je passe sous silence, pour le moment, quelques réflexions sur l'inquiétude que démontrent alors les malades ; mais je ne veux cependant pas omettre de les communiquer, parce qu'elles pourront influer sur la manière dont doivent se conduire les personnes qui leur administrent des soins, et ainsi leur épargner quelques-unes des peines attachées à leur trop malheureuse situation.

Cet état se soutient d'une manière régulière et continue, mais avec une augmentation très-sensible, graduée, et avec une accélération remarquable des accidens. Ce qui, dans le principe de l'accès, causait seulement quelques mouvemens d'agitation, avec des tremblemens assez légers, en occasionne de plus forts, de plus longs et de plus fréquens; ensuite, les choses qui, dans le principe de l'accès, ne leur faisaient aucune impression, en occasionnent alors; d'ailleurs, les malades étant déjà tout disposés aux agitations spasmodiques par les premières impressions dont ils sont fatigués, et leurs sensations étant de plus en plus exaltées, il se rencontre plus de circonstances qui multiplient ce sentiment d'angoisse dont ils sont tourmentés.

L'on est ordinairement dans l'usage d'appeler accès de rage, chaque manifestation spasmodique produite par une impression nouvelle ou réitérée. Je pense qu'il n'y a qu'un accès, depuis le premier accident qui se manifeste aussitôt que le miasme élaboré dans le lieu de l'insertion en a été expulsé, jusqu'au moment où le malade succombe.

6

J'ai vu le prélude de l'accès s'annoncer avec un pouls dur, fort et serré; mais tout aussitôt l'explosion et pendant tout le temps de la crise, le pouls reste enfoncé, petit, vif, très-souvent mol, presque toujours inégal dans sa force et dans sa vitesse. Toutes les fois qu'une nouvelle impression, par une cause étrangère quelconque, augmente ou seulement réveille les mouvemens spasmodiques et la violence des accidens, il devient plus faible, plus petit, plus précipité, et semble par fois se perdre sous le doigt. Enfin il devient même tout-à-fait insensible au tact, lorsque la crise de l'accès est plus avancée, et que l'agitation musculaire et nerveuse devient encore plus violente et plus continue.

Toutes les excrétions, pendant le cours de la maladie, n'éprouvent pas un changement bien notable dans leur nature. Quelquefois les urines sont plus fréquentes, mais en petite quantité à chaque émission; les excrétions alvines sont souvent plus difficiles, même quelquefois supprimées totalement. D'autres fois les malades rendent une matière verte, qui me semble être le résultat de l'expression de la vésicule du fiel et du refoulement de la bile dans les intestins, par la violence des spasmes vers cette région.

Lorsque la crise est encore plus avancée, il

survient au malade un ptyalisme abondant : ce n'est pas ici une salive épaisse et visqueuse qu'il rend pour vider sa bouche, comme dans la salivation ; c'est une salive mousseuse, en forme d'écume et peu abondante, qu'il lance au loin avec précipitation, laissant quelquefois à peine une ou deux minutes d'intervalle entre chaque sputation. Vers la fin de l'accès, ce ptyalisme cesse entièrement. J'ai vu aussi cette excrétion avoir à peine lieu chez plusieurs malades. La tension générale qui accompagne cette agitation extrême, se manifeste aux parties de la génération. Tous ces symptômes s'aggravent toujours de plus en plus, et les malades éprouvent alors sur différentes parties du corps, sur-tout vers celle où les nerfs sont plus multipliés et le long de la colonne vertébrale, des douleurs violentes, qui leur présente la sensation *d'une flamme* ou *de l'huile bouillante* qui leur passe sous la peau. C'est-là l'expression dont plusieurs se sont servis, pour rendre compte de l'impression qu'ils éprouvaient.

C'est à cette époque que les malades poussent des gémissemens, quelquefois des plaintes douloureuses ; j'en ai vu plusieurs jeter quelques cris. Les efforts que ces manifestations de dou-

leurs excitent, montent encore les tremblemens
et les crispations à un degré plus excessif. Vers
cette époque de la maladie, la respiration a
lieu d'une manière très-pénible, et l'étranglement, qui leur fait craindre la suffocation, met
alors les malades hors d'eux - mêmes; à cette
période ordinairement, il survient confusion
dans toutes les sensations; les idées sont pleines
de feu, viennent en foule, et l'impossibilité de
les exprimer, tant par rapport au désordre dans
lequel elles se présentent, que par la difficulté
d'articuler, ajoute encore à leur impatience et
à leur désespoir. Dans cet instant le pouls ne se
fait plus, ou presque plus sentir, et lorsque le
doigt peut saisir son mouvement, ce ne sont
plus des pulsations, mais c'est un vrai frémissement, une ondulation seulement que l'on observe. Cet état de violence extrême a des momens de relâche plus ou moins longs. J'ai vu des
malades qui en ont éprouvé de plus d'une demi-
heure, même de plus longs, sur-tout lorsque
rien d'extérieur ne les sollicitait à l'agitation.
Mais les crises qui succédaient à ces momens plus
calmes, revenaient toujours avec plus de force
et d'intensité que les précédentes, jusqu'à ce
qu'enfin le trouble dans toutes les fonctions

étant absolu, général et poussé à l'extrême, les malades tombent dans l'agonie, et que la mort vienne terminer la maladie.

Il y a des malades qui périssent dans le cours des deuxième et troisième jour, et c'est le plus grand nombre ; d'autres résistent jusqu'au cinquième, au sixième, et quelquefois même plus long-temps.

J'ai vu des malades ne succomber qu'après huit ou dix heures d'une agonie qui ne présentait aucun symptôme propre à cette maladie. Le plus souvent elle est calme, et elle n'est pas accompagnée de convulsions. J'observe qu'il me semble que l'on a presque toujours confondu le tremblement spasmodique, qui existe pendant tout le cours de l'accès, avec les convulsions proprement dites. Cependant mon opinion est qu'il peut en survenir de réelles, si les causes externes qui réveillent l'impression trop exaltée des sensations, ne sont point écartées du malade avec soin, et si elles les excitent au point de produire une irritation par trop violente.

D'après la description de la rage que je viens de mettre sous les yeux, il est à propos de faire remarquer que, dans l'accès de rage, l'on peut observer deux époques très-distinctes. Dans la première, qui seule présente les vrais symptômes pathognomoniques de la maladie, l'on ne remarque seulement que des accidens résultans de l'exaltation excessive de la sensibilité; et c'est d'après eux que j'ai établi ma définition.

Dans la seconde époque, qui est marquée par l'excès du trouble de toutes les fonctions, ou par la suspension totale de quelques-unes d'elles; à ces premiers accidens peuvent venir se joindre et se compliquer tous ceux qui dérivent du trouble de la circulation, de la suspension de la respiration, du désordre excessif du système nerveux attaqué par toutes les ramifications les plus tenues qui couvrent toute la surface du corps, de la dépression du principe vital, enfin du bouleversement général dans les fonctions de chacun de nos organes et dans leurs rapports respectifs.

Il est facile aussi de juger, par l'époque où se demontrent les accidens secondaires, que l'on peut remarquer dans cette maladie une foule de symptômes extraordinaires. Cependant chacun d'eux peut ne pas être attribué uniquement à la rage, puisqu'ils peuvent être le résultat de diverses lésions auxquelles seulement elle a donné lieu, et qui pourraient aussi bien se rencontrer dans des effets produits par d'autres maladies. Enfin l'on peut aussi reconnaître que toutes les descriptions et toutes les définitions dans lesquelles tous ces symptômes sont indiqués comme signes caractéristiques de la rage, sont toutes défectueuses.

Je suis très-convaincu que presque tous ces accidens, cités par la plupart des auteurs anciens, n'ont été provoqués chez les malades qui les ont éprouvés, que par le défaut de certaines précautions. Personne n'ayant une idée bien exacte du caractère ni du siege de la maladie, l'on n'a pas eu soin d'éloigner les causes et de prévenir l'impression de toutes les choses extérieures qui renouvellent sans cesse les affections spasmodiques, que la trop grande exaltation de la sensibilité excite d'autant plus chez eux. Il est encore plus que probable, que l'affection morale et la certitude d'une mort affreuse et prochaine ont toujours doublé la cause et l'intensité de tous les symptômes spasmodiques qu'ils éprouvent.

Ces réflexions nous portent nécessairement à conclure que, lorsque les malades sont dans les crises de la rage, l'on doit éviter tout ce qui peut, moralement ou physiquement leur causer une agitation quelconque, puisque, dans cette maladie, l'agitation est capable de renouveler ou d'entretenir la violence des mouvemens spasmodiques, dont les effets seuls, abstraction faite de la cause, seraient capables de causer la mort.

Je reviens sur les réflexions qui se sont présentées à mon esprit, lorsque les malades exhortent les personnes qui sont autour d'eux à se retirer, dans la crainte qu'ils ont de se jeter involontairement sur elles pour les mordre.

J'ai été témoin, chez plusieurs malades, de quelques scènes de cette nature, dans les momens d'une crise violente. J'ai examiné avec la plus scrupuleuse attention tous leurs mouvemens, pour être à même de découvrir, si quelques-uns de ces spasmes ne les pousseraient pas involontairement à cet acte de violence, et si ce ne serait pas par leur propre volonté qu'ils en auraient été retenus. Je puis affirmer que je n'ai observé aucune impulsion involontaire, qui portât les malades à se jeter malgré eux sur personne. La réflexion et l'humanité seules leur inspiraient l'expression de cette crainte.

J'ai vu périr de cette maladie plusieurs personnes à qui l'on était venu à bout de persuader que ce qu'elles éprouvaient n'était autre chose qu'une affection nerveuse et non la rage ;

aucune d'elles n'a été déterminée à cet acte
de prévoyance d'éloigner ceux qui les entou-
raient.

Voici quelques idées que je mets en avant,
pour expliquer ce sentiment affectueux avec
lequel les malades écartent les personnes qui les
approchent, dans la crainte de se jeter sur elles
pour les mordre.

Le chien, dans l'état de nature, est méchant.
Son arme offensive et défensive est la dent; il
est entraîné par son instinct naturel, à se jeter
sur les personnes qu'il ne connaît pas et qu'il
rencontre, afin de les mordre.

L'éducation, qui le rend animal domestique,
a corrigé cet instinct féroce chez presque tous,
et en a fait des animaux doux, sans cependant
avoir anéanti entièrement en eux ce penchant
inhérent à leur espèce, qui est d'être très-disposés à mordre. Le meilleur chien de garde et
le plus doux par l'éducation, n'est pas en-
seigné à se jeter sur ceux qu'il ne connaît
pas, et l'on s'en fie à cet instinct naturel pour
garder.

Lorsque la rage se développe chez lui, le
premier trouble que cause en lui la maladie,
détruit subitement le résultat de l'éducation.
Alors revenant à sa première nature, et mé-

connaissant tout ce qu'il a connu et affectionné, il suit son impulsion naturelle, se jette sur tous ceux qu'il rencontre, et les mord.

Lorsque l'homme ignore le caractère de sa maladie, n'ayant pas reçu de la nature la même impulsion que le chien, et ne se sentant pas excité à mordre par un mouvement spontané, il ne pensera pas à éloigner ceux qui l'entourent, et il pourra même être surpris de l'effroi qu'il leur cause. Mais s'il connaît son état, les sentimens affectueux étant chez lui très-exaltés, imbu du préjugé vulgaire et presque général, que les enragés mordent, et regardant comme un des accidens adhérens à sa position l'impulsion à mordre, il craindra que ce mouvement spasmodique irrésistible dont il ne peut calculer les suites ni les effets, ne le porte à cet excès de violence; alors tourmenté de l'inquiétude qu'il a de se jeter involontairement sur les personnes qui l'entourent, avec le sentiment doux et touchant ordinaire à cet état, il les exhortera avec d'autant plus de vivacité à s'éloigner de lui.

D'après les motifs de tranquillité dont je viens de donner ici les développemens, j'en conclus que les malades doivent être très-affectueusement soignés jusqu'à la terminaison de la maladie, et il est à désirer que tous ceux que des circonstances malheureuses placent auprès des malades, lorsqu'ils sont dans les momens de crise ordinaires à l'état de rage, soient intimement persuadés de cette vérité incontestable, que les personnes attaquées de la rage ne mordent pas. Une fois ce préjugé détruit, ils leur épargueront l'abandon qui leur est infiniment pénible à raison de leur plus grande sensibilité; la certitude et l'horreur d'une mort affreuse, qui leur semble d'autant plus inévitable que les soins qui seuls soutiennent l'espérance, et dont ils pourraient se flatter d'obtenir des secours utiles, ne leur sont pas administrés. Enfin l'on n'usera plus avec eux de ces ligatures dont l'aspect seul les met au désespoir, de ces liens avec lesquels on les tient attachés, dans la crainte de s'exposer aux effets d'une fureur uniquement supposée, et par lesquels ils se trouvent confondus avec les bêtes féroces, dont l'existence, ainsi que la leur, leur semble être, pour ceux qui les environnent, un vrai supplice.

L'ouverture de plusieurs cadavres de personnes mortes à la suite de la rage, ne m'a présenté aucun phénomène particulier à cette maladie. On ne trouve nulle part aucun signe de phlogose sanguine, ni d'inflammation; seulement le cœur est assez généralement surchargé de sang : cette disposition ne serait-elle pas le résultat de l'angoisse et du spasme de la poitrine, qui empêche le cœur de se vuider complètement à chaque sistole ?

Je n'ai observé nulle part aucun signe de dissolution, aucun engorgement ou phlogose humorale; aucune gangrène interne, ni même aucune apparence de disposition à cette diathèse. Les cadavres, à moins d'une prédisposition particulière antécédente à la maladie, ne présentent pas cette odeur qui annonce que les humeurs aient contracté un caractère putride, et les viscères semblent être dans leur état presque naturel.

La seule particularité propre à cette maladie, qui se remarque chez les personnes mortes de la rage, c'est une humeur que l'on peut comparer à une salive écumeuse qui enduit toute l'arrière-bouche, ainsi que le pharinx, le larinx, la trachée-artère, et les grosses divisions des bronches. Elle n'est pas très-abondante, et elle se trouve en plus ou moins grande quantité chez les différens sujets; quelquefois même à peine cette humeur est-elle sensible.

En faisant attention aux phénomènes qui accompagnent l'excrétion de cette humeur, on serait tenté de croire qu'elle est seulement le résultat d'une plus grande sécrétion de la salive que l'irritation nerveuse communique aux glandes salivaires, ainsi qu'une surabondance de l'humeur qui lubréfie toutes ces parties, excitée par la même cause. Cette humeur, d'une nature visqueuse, prend la forme écumeuse par le passage de l'air qui, s'échappant du poumon avec peine et même avec des efforts considérables, en traverse la masse qui oblitère les conduits aëriens, et compose avec elle une sorte de mixture.

Les réflexions que j'ai présentées sur les deux époques à remarquer dans l'accès de la rage, relativement aux symptômes de la maladie, peuvent se reproduire ici à l'occasion de l'ouverture des cadavres. On ne remarque pas de lésion qui s'observe constamment dans la rage, et que l'on ne rencontre jamais dans d'autres maladies. On a observé des vers : j'en ai vu dans un sujet. J'ai vu un engorgement tuberculeux au poumon qui tenait au malade, mais non à la maladie. Lorsque l'accès a été accompagné de spasmes trop violens, ou des lésions accidentelles qu'ils ont pu produire, ou lorsque les sujets ont été mordus, déjà affectés de telle ou telle disposition morbifique individuelle et propre à eux, l'ouverture des cadavres, il n'y a pas de doute, a dû nécessairement offrir différentes lésions à raison des dérangemens intérieurs qui s'en étaient suivis, et de la diathèse particulière des humeurs dans chaque sujet. Ces lésions, on peut le répéter, ne sont pas un résultat déterminé de la rage, et elles peuvent exister ou ne pas se rencontrer. L'on peut aussi aisément conclure de ceci, que ces dérangemens, que l'ouverture de différens cadavres a pu présenter quelquefois, ne donnent aucun indice caractéristique par lequel on puisse rien apprécier de positif, ni sur la nature de la rage, ni sur son siége, ni sur ses effets.

Nous avons donné la description de la rage depuis le moment de l'insertion du miasme, jusqu'à la terminaison de la maladie, et enfin nous avons présenté ce que l'ouverture des cadavres des personnes mortes de la rage a pu nous faire apercevoir. Maintenant, puisque rien ne nous offre ni signes ni indices certains qui puissent nous la faire connaître, il faut tâcher, par sa marche, par le caractère et par l'ensemble de ses symptômes, enfin par la comparaison que l'on peut établir entre elle et les maladies avec lesquelles elle a quelque analogie, il faut tâcher, dis-je, de découvrir quelle est sa nature, quel est son siége, et quelles sont ses causes matérielles et déterminantes; quels moyens enfin peuvent être employés pour en combattre les accidens et pour la guérir.

Pour parvenir à ce but, je vais d'abord présenter quelques réflexions qui établiront mon opinion sur cette maladie.

On ne peut pas reconnaître que la rage soit le résultat ni d'une maladie inflammatoire, ni d'une maladie sanguine, ni d'une maladie humorale putride, ni d'une maladie nerveuse essentielle, ni d'une maladie organique. Il me semble alors que l'on pourrait être fondé à attribuer à la dépravation subite d'une humeur subtile, le dérangement général et rapide de tout le systême nerveux, ainsi que l'appareil des symptômes dont j'ai donné le détail, dans la description que je viens de mettre sous les yeux du lecteur.

Il y a dans la rage un vice ou un miasme inoculé, qui reste incarcéré un temps quelconque; il est ensuite chassé du lieu de l'insertion par une cause qui lui imprime une action; de-là ce vice est refoulé dans le torrent de nos humeurs, où il communique la dépravation qui constitue son caractère particulier, à celles qui, par leur plus grande affinité, sont plus susceptibles de la

contracter.Comme substance nuisible, ce miasme
et les principes particuliers constitutifs de nos
humeurs, avec lesquels il s'est identifié, et auxquels il a communiqué son caractère propre et
délétère, sont portés à toute la surface du corps.
C'est sans doute pour qu'après y avoir subi une
élaboration, s'ils en sont susceptibles, ou une
espèce de coction, l'individu malade en soit débarrassé.

Nous suivons bien ce vice jusqu'au moment
où il est transporté à toute la surface du corps ;
mais là, il échappe à nos recherches, et ne laisse
par ses effets, soit avant, soit même après la
mort, aucune trace visible de son séjour, ni de
sa nature, ni du lieu où il s'est porté.

Ne pouvant le saisir matériellement, sachant
seulement qu'il existe, par des résultats qui ont
un caractère de violence uniquement propre à
cette maladie, nous devons réunir parmi ses
effets les plus frappans et les mieux prononcés,
ceux qui pourront nous le faire connaître.
D'après cet examen, peut-être pourrons-nous
tirer quelques conjectures capables de nous indiquer quelle est sa nature, la matière ou la
substance avec laquelle il s'identifie, l'impulsion par laquelle il acquiert le mouvement ou

par laquelle il agit, ensuite l'organe sur lequel il est transporté et déposé, et celui enfin qu'il affecte le plus particulièrement.

D'abord il paraît très-probable, et il est même facile d'apercevoir que le sens du toucher est spécialement affecté; ce sens occupe toute la surface du corps; ne pourrait-on pas en conclure que tous les accidens de cette sensibilité outrée produits par ce vice, se passent sur les houppes nerveuses qui par-tout s'épanouissent sous l'épiderme, en s'étendant sur le corps muqueux ou réticulaire dont toute la peau est recouverte ?

Examinons maintenant de quelle nature doit être l'humeur qui contracte avec tant de facilité un caractère aussi virulent, et qui se répand si rapidement à toute la surface du corps.

Ce ne peut être qu'une humeur très-subtile et très-peu compacte, sur laquelle une impression quelconque agisse avec autant de vitesse, et dont l'action ait une telle célérité. Ce ne peut être non plus qu'une humeur qui, par sa destination première et sa fonction naturelle dans l'état sain, doive être portée à toute la surface du corps, où existe le sens du toucher.

Comparons l'action et la marche des virus qui constituent la classe des maladies éruptives, avec celles du miasme de la rage. Peut-être cette comparaison nous indiquera-t-elle, de quelle nature est, ou plutôt quelle est l'humeur propre à la dépravation de la rage.

Les virus varioliques et autres, par une vitalité propre à eux, se combinent avec les principes de nos humeurs qui leur sont analogues, et convertissent ceux qui en sont susceptibles en leur propre nature. L'on voit combien un atôme de virus variolique inoculé, dans l'espace d'un nombre de jours fixes, constans et toujours déterminés, peut en avoir produit une masse considérable, et combien encore elle peut l'être davantage, à raison des circonstances qui, en augmentant la chaleur, ajoutent à l'activité inhérente à son caractère particulier. L'abondance de la matière expulsée, par la multitude de pustules varioliques qui couvrent toute la surface du corps, nous démontre cette vérité. Le travail, par lequel cette humeur ainsi dénaturée est transportée à toute la surface du corps, après l'époque fixée par la nature pour l'assimilation de ce qui en est susceptible, porte du trouble dans toute l'économie animale; c'est lui qui constitue la fièvre éruptive; ensuite l'éruption s'annonce. Le virus parvenu sous l'épiderme y est, pour ainsi dire, protégé. Là commence un second travail ; il s'y opère une coction qui adoucit son caractère, et aussitôt la pustule paraît. Ensuite, la matière, très-fluide dans son principe, prend la consistance purulente ; la pustule s'y forme, grossit, s'emplit, après s'y dessèche ; puis enfin un nouvel épiderme se régénère. Si avant ou pendant le cours de la maladie, on excite ce travail par des moyens capables d'augmenter l'action vitale au-delà de ce qu'elle doit l'être, on cause un mouvement plus fort qu'il n'est nécessaire, qui porte le trouble dans cette opération par elle-même si naturelle ; c'est alors que l'élimination du virus sera plus pénible, et quelquefois même tout-à-fait impossible. Cet accident aura lieu d'abord, à raison de sa masse plus considérable, résultante de l'augmentation de la chaleur, mais bien plus souvent encore à cause du caractère du virus, auquel on aura imprimé une nature étrangère à son espèce, et par cela nuisible et même toujours meurtrière.

Dans cette classe de virus, dans le cours des maladies qu'ils produisent, ainsi que dans les accidens qui les accompagnent, on voit une substance qui d'abord était en nous, devenue étrangère et nuisible par le mélange d'un virus, être chassée au-dehors ; en cet état elle paraît avoir été séparée de nos humeurs auxquelles elle était devenue étrangère par le mélange, et à une partie desquelles elle s'était, pour ainsi dire, identifiée. Ces virus compacts et matériels, ou du-moins que l'on peut juger tels, à raison de la lenteur de leur action, suivent la même marche que toutes nos autres humeurs, qui, par une cause particulière quelconque, contractent un caractère étranger et morbifique. Comme elles, ils ont dans le principe plus de fluidité, ensuite ils s'épaississent par le travail de la coction; comme elles, ils prennent la consistance purulente, et ils abscèdent pour terminer la crise, chacun suivant le caractère qui lui est particulier. On les voit quelquefois opérer les crises d'une manière très-apparente et plus tenace, ainsi que dans la petite vérole; d'autres fois, lorsque les crises se terminent par un genre de résolution attaché à leur espèce, on voit ces virus, après avoir éprouvé sous l'épiderme qu'ils rougissent, un autre genre de travail et de coction, s'évaporer d'une manière moins sensible, et ne pas prendre la forme purulente ni pustuleuse comme dans la fièvre scarlatine, la rougeole, et les autres éruptions de cette nature.

En examinant la marche naturelle de ces maladies, on reconnaît dans cette classe de virus un caractère vraiment attaché à toutes nos humeurs. On voit que dans leurs développemens naturels et réguliers, ils suivent la marche lente et régulière commune à toutes nos humeurs; que les crises épuratoires se terminent ou par résolution, ou en abscédant, et qu'à raison de ce caractère humoral et visqueux, dont l'action est très-lente, si, comme je l'ai déjà fait observer, rien n'en dérange la marche, l'on n'aperçoit pas cette rapidité d'événemens, que la subtilité du virus de la rage produit au même instant.

Le miasme de la rage n'étant pas de la même nature que les virus des maladies éruptives, ne doit pas avoir et n'a réellement pas la même marche qu'eux, ni les mêmes terminaisons. Il doit aussi différer dans la série des accidens qu'il produit, et c'est ce que nous observons, malgré l'analogie qui semble un peu rapprocher la rage des maladies éruptives.

Présentons très-succinctement le parallèle des rapports et des différences que nous offre le miasme de la rage et celui des autres maladies éruptives.

Leurs rapports sont que tous les deux se communiquent par l'insertion; qu'ils séjournent au lieu où ils ont été déposés ; qu'au moment du travail qui annonce le développement de la maladie , le lieu de l'insertion présente une légère inflammation ; enfin qu'ils sont transportés à la surface du corps pour en être éliminés.

Leurs différences sont , que l'insertion sous l'épiderme est nécessaire pour la rage , et que la contagion , par le contact des objets imprégnés du virus , suffit dans la petite-vérole, la rougeole, la peste, la scarlatine et autres maladies éruptives ; que l'époque du développement de la rage est indéterminée, et que celui des maladies éruptives a des époques déterminées et précises ; que le virus de la rage ne se développe pas par lui-même , mais qu'il a besoin d'une cause déterminante , pendant que les autres virus ont un principe d'activité en eux , qui agit par lui-même et d'une manière régulière, pour arriver à une crise fixe et invariable ; que le cours de la maladie n'a point, dans la rage , des périodes régulières ni un terme marqué ; que, dans les éruptions , leurs périodes et leur terme comportent un même nombre de jours ; que, dans la rage , il n'y a pas de fièvre qui indique un travail préparatoire ; que , dans les maladies éruptives, une fièvre assez violente , de deux ou trois jours, précède l'éruption ; que, dans

la rage, les premiers accidens sont précurseurs
d'autres plus fâcheux ; que, dans les maladies
éruptives, la première impulsion donnée à l'é-
ruption dégage la nature, adoucit les accidens,
et calme le désordre que produisait l'abondance
du virus dans l'intérieur ; que le moment où est
opéré le transport du virus de la rage à la surface
du corps est le moment du désordre ; que celui des
autres éruptions est le signal auquel les fonctions
rentrent dans leur ordre accoutumé ; enfin, que
le miasme de la rage est rapidement transporté
au siége que la nature lui destine, sans fièvre,
et sans aucun signe sensible, tandis que les virus
éruptifs ne sont déposés qu'après un travail assez
long et des symptômes qui indiquent quelques
efforts de la nature pour son expulsion.

Ayant reconnu que le miasme des maladies
éruptives agit lentement sur nos humeurs, auxquelles il est mélangé, qu'il s'opère un travail
pour faire le départ des parties morbifiques de
celles qui sont restées saines, et que la nature
se sentant assez vigoureuse pour terminer cette
opération qui n'est pas au-dessus de ses forces,
les réunit toutes alors, ce qui procure la fièvre
qui précède l'éruption, il faut examiner à quoi
peut tenir la différence que nous observons dans
les effets du miasme de la rage.

Nous la trouvons dans la nature de l'humeur qui est infectée, et dans la nature des effets de l'infection qu'elle éprouve.

Ce ne peut être qu'une humeur peu visqueuse sur laquelle s'opère une action si rapide; ce ne peut être qu'une humeur dont la destination naturelle soit d'être portée à toute la surface du corps, qui puisse causer, sur tous les points de l'individu, des accidens aussi fâcheux avec une telle célérité.

L'humeur de la transpiration a peu de consistance, et, par son caractère très-subtile, est susceptible d'être rapidement portée à toute la surface du corps où est son organe excrétoire.

Sa fonction naturelle est d'expulser au-dehors toute substance hétérogène et nuisible. Cette fonction, à laquelle la nature l'a destiné, n'indiquerait-elle pas qu'elle doit être plus susceptible que toutes les autres, de contracter un caractère virulent, et de s'identifier facilement avec celles qui sont infectées?

La facilité de s'identifier avec des substances infectes et nuisibles, ou de le devenir elle-même, semble démontrer que les principes constitutifs de la transpiration, peu consistante par sa nature, n'adhèrent pas vigoureusement ensemble, et sont susceptibles de s'unir rapidement par de

nouveaux points de contact, avec toute substance qui leur en présentera, auxquels ils pourront se joindre.

Ce ne peut être aussi qu'une dépravation
complète. L'infection et la dépravation d'une
humeur, est le résultat du bouleversement rapide de ses principes constitutifs, par le changement de direction du mouvement intestin,
propre à elles dans l'état sain. Elle doit s'opérer subitement dans une humeur, dont les principes ne jouissent pas de la force d'adhérence
nécessaire pour s'opposer à sa depravation.
Nous trouverons ce défaut d'adhérence dans
l'humeur de la transpiration.

Le mouvement par lequel le miasme de la
rage est transporté à toute la surface du corps,
ne fatigue pas la nature à raison de la rapidité
avec laquelle, par la voie de la transpiration, il
parvient au siége qu'il doit occuper, et ainsi ne
procure pas de fièvre preparatoire. Quelle autre humeur que la transpiration, qui suit sa
marche naturelle, pourrait opérer ce transport
sans occasionner une foule d'accidens accompagnés d'une fièvre violente?

L'humeur de la transpiration étant déjà une
humeur excrementielle, la nature s'occupe peu
ou point de sa dépuration; aussi ne voit-on pas

dans la rage, comme dans les autres maladies éruptives, qu'elle fasse aucun travail prépara-toire, ni qu'elle démontre aucun effort pour dépurer et expulser le résultat de sa déprava-tion ; le pouls n'indique même aucun travail pour cette opération.

Le miasme de la rage n'a pas en lui une acti-vité propre et essentielle à sa nature, qui le con-duise à une crise fixe et déterminée ; l'humeur perspiratoire n'a plus en elle cette vie, par la-quelle toutes nos humeurs suivent des lois ré-gulières et positives, pour arriver à tel ou tel point. Il n'est pas surprenant, d'après cela, que l'infection occasionnée par un miasme essen-tiellement inert, sur une humeur privée de la force d'adhérence par laquelle ses principes seraient unis assez intimement pour prévenir sa dépravation, sur une humeur qui a perdu la vie active attachée à toutes nos autres humeurs, il n'est pas étonnant qu'elle produise une mala-die tout-à-fait irrégulière dans sa marche et dans ses périodes.

D'après le parallèle que je viens de mettre sous les yeux du lecteur, et les réflexions auxquelles il a donné lieu, et sur-tout d'après la rapidité extraordinaire avec laquelle le virus rabieux produit des effets si funestes, on pourrait conclure, que ce ne sont point nos humeurs épaisses et visqueuses qui sont mélangées d'une humeur étrangère, acrimonieuse et délétère, mais que c'est une dépravation aussi rapide que l'action de la commotion électrique, de la partie la plus fluide et par conséquent la plus mobile de nos humeurs, qui cause des accidens si violens et si rapides sur tous les points de l'individu.

Cette humeur, qui doit être le plus universellement répandue, ne peut être et n'est nécessairement que la transpiration. Etant dépravée, elle est alors portée sous l'épiderme qui est le lieu habituel où la nature veut qu'elle soit transportée; là elle affecte très-vivement d'abord, ce que prouve l'exaltation de la sensibilité; puis elle détruit immédiatement après, et bien vite, le principe sensitif des épanouissemens nerveux qui recouvrent le corps rétriculaire. On voit que cette dépravation, universellement répandue sur toute la surface du corps, doit communiquer ensuite, de proche en proche, une désorganisation générale dans tout le système nerveux. Ne pourrait-on pas ajouter, que par cette désorganisation des papilles nerveuses de toute la surface extérieure du corps, la communication du principe général du mouvement avec le *sensorium commune*, étant rompue, sa réaction sur nos organes cesse, et qu'elle détermine bientôt la mort?

Si l'on ne veut pas regarder comme prouvé par la nature des accidens, il me semble du-moins très-probable, que les organes affectés sont les houppes nerveuses qui s'épanouissent sous l'épiderme; que le tissu muqueux est l'organe sur lequel l'humeur dépravée est transportée, que c'est là où toutes les papilles nerveuses reçoivent, par toute la surface de leur expansion, une impression de contact si vive et si violente, que le principe sensitif prédominant chez elles, par la nature même de leur contexture, ne peut pas manquer alors d'en être très-rapidement désorganisé. On pourroit aussi regarder comme très-probable que la dépravation de l'humeur de la transpiration constitue le virus de la rage, et qu'il est porté à-la-fois à tous ses organes excrétoires par tous les canaux qui sont propres à cette excrétion, et qui sont infiniment multipliés; car personne n'ignore qu'elle a des pores exhalans sur tous les points de la surface de la peau.

Il pourrait cependant ici être mis en question, si c'est l'humeur de la transpiration, avec laquelle le miasme de la rage semble avoir plus de rapports qu'avec toutes les autres humeurs de notre corps, qui lui sert de véhicule et lui imprime son mouvement, ou si c'est la dépravation même de cette humeur qui cause à l'instant les accidens de cette maladie.

Il est de toute impossibilité de rendre un compte bien exact du changement qui s'opère dans les principes constitutifs de l'humeur de la transpiration, soit qu'elle ne serve que de véhicule à ce vice morbifique, soit qu'elle contracte par elle-même cette dépravation. Pour se former une idée de ce changement, il aurait d'abord fallu, et avant tout, pouvoir la soumettre à l'examen dans l'état sain, et ensuite dans celui où elle aurait subi une altération si marquée; mais l'on n'a pas pu suivre cette marche, l'on n'a même encore fait aucune expérience décisive qui ait jamais pu constater quels sont ses principes dans l'état sain, et par conséquent quelle nature d'altération ils pourraient alors subir, soit qu'elle soit le résultat de principes additionnels qui lui auraient été communiqués, ou de sa propre dépravation. Ainsi, au défaut des lumières que nous eussions pu en recueillir, nous devons nous en tenir à de simples conjectures sur ce point; et sans prétendre rien présenter de très-démontré, ni de très-positif sur le changement qu'elle éprouve, nous devons offrir ceci comme une idée toute simple. Toutes les fois que le vice rabieux aura été inséré; toutes les fois que telle influence fortuite, capable de développer, dans l'humeur de la transpiration, le germe de dépravation constitutif de la rage, et ainsi de l'identifier avec ce vice rabieux inséré, chaque fois, toujours et constamment, par une loi immuable de la nature, les accidens caractéristiques de cette maladie se reproduiront sous les mêmes formes et avec les mêmes symptômes.

D'ailleurs, il est reconnu que la nature prend en tout les moyens les plus simples, pour produire les effets même les plus compliqués. Or, ce principe général une fois admis, il paraîtra incontestable, et il me semble tout naturel de penser qu'elle n'a pas agi différemment dans cette circonstance. Elle n'a donc pas produit une humeur distincte, qui, dans ce cas, serait le virus de la rage, pour le mélanger à une autre humeur qui serait l'humeur de la transpiration, mais plutôt sa puissance qui aurait engendré une humeur particulière, au-lieu de cette double opération, a tout de suite imprimé à la partie fluide excrémentielle de nos humeurs, qui forme celle de la transpiration, un nouveau mouvement intestin, fixe, déterminé, invariable, qui lui donne un caractère particulier de dépravation, dont l'effet est de produire les symptômes décrits, toutes les fois que les mêmes circonstances capables de les développer, se rencontreront.

Les différens accidens auxquels sont soumis les êtres vivans, par la dépravation que subissent leurs humeurs, démontrent qu'ils sont moins vifs, à raison de ce que les humeurs qui la contractent, sont plus épaisses et circonscrites à moins d'organes, ou même à un seul : la dépravation de la lymphe, de la bile, des urines, de la synovie, etc., porte nécessairement de grands ravages dans l'économie animale; mais ils sont lents; et lorsqu'elle produit la mort, ce n'est que lorsqu'elle a été portée à cette extrême degré, qui entraîne la désorganisation de quelques viscères, ou de quelques parties essentielles à la vie. Au contraire, la dépravation d'une humeur très-subtile telle que celle de la transpiration, doit produire des accidens bien plusviolens, et d'une manière bien plus rapide, tant par sa grande ténuité, que parce que son organe excrétoire embrasse toute la surface du corps.

Pour bien juger quel doit être, dans la rage, l'organe affecté, et quelle peut être la vivacité et la violence de l'impression du virus sur lui, il sera facile de statuer, par une simple comparaison, combien sont violentes les impressions qui affectent les papilles nerveuses du sens du toucher , et combien leur irritation seulement mécanique , peut produire les effets les plus extraordinaires. On a souvent observé que le chatouillement long temps continué, causait aux personnes chatouilleuses, d'abord un état violent, puis l'évanouissement. Je pense que l'on calculerait dfficilement l'effet du chatouillement prolongé au-delà de l'évanouissement. Ce n'est cependant qu'une simple titillation purement mécanique d'une petite surface des houppes nerveuses, à travers l'épiderme, destiné à amortir l'effet trop vif du contact immédiat des corps extérieurs sur elles. Que l'on calcule, d'après cette comparaison, quelle doit être l'impression sur les papilles nerveuses, à nu, d'une humeur entièrement dépravée, qui touche immédiatement, au même instant et d'une manière continue, sur tous les points de la surface du corps, l'organe du sens par lequel tout doit être en contact avec nous, et qui, pour cela, est doué de la sensibilité la plus exquise; sans doute on sera facilement convaincu que les accidens décrits ne sont pas supérieurs en violence aux causes énoncées.

Je ferai remarquer en passant, que la dénomination d'hydrophobie ne donne qu'une idée imparfaite du vrai caractère de la rage. L'on a souvent observé que l'hydrophobie a existé sans rage ; dans ce cas, l'horreur de la boisson, ou l'hydrophobie, serait un symptôme dépendant uniquement d'une affection locale des voies de la déglutition, et elle ne serait seulement qu'une modification pénible de cette fonction, par l'impression d'un fluide sur ces parties, qui ne comprennent qu'une très-petite portion de l'organe du sens du toucher. Mais, dans la rage, c'est l'action morbifique toute entière du miasme rabieux, qui occupe tout-à-la-fois l'universalité de ce sens.

Soit enfin que la maladie de la rage ait pour cause matérielle la dépravation de la partie excrémentielle de nos humeurs la plus tenue, qui forme la transpiration, ou un vice étranger qui lui soit uni et lui imprime un caractère délétère, en changeant au même instant son mouvement intime, et en dénaturant ses principes constitutifs ; expliquer le mécanisme par lequel des changemens si extraordinaires peuvent s'opérer, est chose au-dessus de l'intellect humain. Ce mécanisme tient entièrement à celui que la nature a assigné à nos différens organes, pour remplir telles ou telles fonctions; il tient aux rapports qu'elle a déterminé devoir exister entre eux; il tient au caractère propre à chacune de nos humeurs, dont les principes varient, à raison du mouvement intestin particulier, que leur ont imprimé les organes ou les viscères qui opèrent leur sécrétion; enfin il tient aux variations qu'elles peuvent subir par le moindre changement, que telles ou telles influences fortuites peuvent apporter dans leurs organes sécrétoires. Pénétrer ce mystère, serait faire un grand pas vers la connaissance du principe de la vie; mais il ne nous est pas permis d'aller jusque là.

Contentons-nous seulement de savoir que, dans cette maladie, il y a un miasme inséré qui porte en lui le germe d'une dépravation destructive; qu'il est susceptible d'être développé par une cause déterminante; que ce miasme enfin agit matériellement sur l'humeur de la transpiration, dont il change le mouvement intestin et les principes constitutifs; que ce changement a lieu toutes les fois qu'une commotion vive quelconque, ou autre cause l'a déterminé, et qu'elle a imprimé, soit à toutes, soit seulement à quelques-unes de nos humeurs, une secousse qui a dérangé le point de contact, par

lequel quelques-uns de leurs principes adhé-
raient ensemble, et les a ainsi disposés à en contracter de nouveaux. C'est alors que cette humeur dépravée parvient, par les extrémités des
vaisseaux exhalans, au corps muqueux ou réticulaire de la peau ; qu'aussitôt la sensibilité
des houppes nerveuses qui s'y épanouissent,
est augmentée; mais cette sensibilité, produite
par la présence continue d'une substance dépravée et destructive, fatigue d'abord au premier
moment, puis détruit bien vîte après, une organisation qui n'est point préparée pour une
action aussi violente; de là dérive l'irritation
outrée que présente l'ensemble des symptômes
de la rage; de cette irritation outrée résulte
le trouble général de tout le système nerveux,
et, par elle, le principe vital actif, qui n'est
conservé dans son intégrité que par le rapport
exact des fonctions qu'il dirige, languit aussitôt
qu'il n'est plus alimenté, et cesse enfin toute
action sur des organes sur lesquels il n'a plus
de pouvoir. Ne pourrait-on pas ajouter aussi
que, dans la rage, toute la surface extérieure
du corps éprouve une altération sensible qui
dérange son organisation; que, par ce changement, le principe général actif créé qui alimente

notre existence ne communique plus avec notre principe vital, et n'a plus de rapport avec lui; qu'alors privé de cette substance vivifiante, d'abord il languit lui-même, et s'éteint bien vîte; enfin que, dans ce cas, la cessation de ses rapports avec nous entraîne notre destruction.

Si cependant on pouvait hasarder quelques conjectures, ce serait bien dans cette maladie, où rien ne peut être prouvé mathémathiquement ni physiquement. Or, comme un des dons les plus précieux que l'homme ait reçus en partage, c'est l'intelligence; qu'avec elle il lui a été accordé de pressentir, par l'analogie qui existe entre divers phénomènes, quels sont les moyens que la nature peut mettre en action pour produire certains effets, je crois pouvoir présenter quelques réflexions d'après lesquelles peut-être on pourra tirer certaines inductions, pour expliquer quelques-uns des phénomènes de la rage et de son développement.

Mais avant tout, et pour y parvenir, jetons un coup-d'œil sur une de nos fonctions, la plus générale et la plus intéressante sans doute, sur la nutrition. Peut-être la marche de la nature dans cette opération nous donnera-t-elle occasion de saisir un des moyens qu'elle emploie, pour mettre en activité le virus inoculé, dès qu'il se présentera une cause déterminante propre à exciter son développement.

Ensuite les autres phénomènes à examiner, seront celui de la dépravation qui constitue le miasme de la rage; celui de sa communication, si prompte et si rapide, aux principes des humeurs qui en sont susceptibles; ensuite celui de l'action des causes déterminantes pour le mettre en jeu.

Pour procéder avec ordre dans nos recherches, il me semble utile de commencer par examiner d'abord la nutrition, cette fonction par laquelle nous conservons notre existence, et celle dont les effets embrassent toute l'universalité de notre être physique.

Quel est le but auquel tendent toutes les fonctions de chacun de nos organes, le résultat de toutes leurs sécrétions et de tous les rapports qui existent entre les uns et les autres? C'est la nutrition.

Cette fonction commence au moment de la conception, à l'époque où une fraction du grand principe actif créé, surnommé *nature*, devenu alors chez le nouvel être principe vital, reçoit une existence particulière et propre à lui, pour surveiller et diriger le développement des organes auxquels il vient d'être associé, et pour présider à l'ensemble de leurs fonctions. Cette fonction finit lorsque quelque influence fortuite, ou le nombre limité des révolutions du temps, vient déranger leur marche. C'est par elle que nous croissons, que nous nous conservons, et que nous arrivons enfin à notre terme.

Je vais exposer mon opinion sur le mécanisme de cette fonction, à la perfection et à l'accomplissement de laquelle toutes les autres concourent. Ensuite je tâcherai d'en saisir quelques circonstances, auxquelles nous puissions appliquer les développemens du virus et des phénomènes de la rage qui nous restent à exposer, pour compléter l'histoire et la théorie de cette maladie.

Je n'ai pas l'intention de développer ici le mécanisme de la nutrition, depuis le moment où le bol alimentaire est livré aux premières actions de la digestion; je la prends, à l'instant où la nature applique les substances nutritives déjà élaborées, aux parties qui ont besoin d'une matière propre, soit à leur développement, soit à leur entretien, soit à la réparation des pertes que le mouvement continuel occasionne sur tous les points de notre être.

Est-ce le sang qui résulte de l'élaboration de

plusieurs de nos sécrétions, qui donne l'accrois-sement, répare et entretient nos organes? Il est reconnu que ce que, dans l'acception vulgaire, nous appelons le sang, est un fluide trop vis-queux, pour pénétrer dans les parties les plus tenues de nos organes. Arrivé aux extrémités des artérioles, où la partie rouge disparaît, et où elle n'a pas pu parvenir, ce n'est plus qu'une lymphe subtile. Elle est composée de deux substances très-distinctes. Premièrement, une solide, adaptée par une vertu plastique aux endroits nécessaires, soit pour l'accroissement des individus, lorsqu'ils n'ont pas encore atteint l'époque assignée par la nature pour leur déve-loppement parfait, soit pour l'entretien et la ré-paration des parties, que le mouvement conti-nuel ne manquerait pas d'atténuer et à la fin de détruire. Secondement, une fluide qui a servi de véhicule à la première, et dont une partie sert à lubréfier et à donner de la souplesse à tous nos organes, tandis que l'autre s'échappe sous la forme de l'humeur de la transpiration. Cette dernière partie pourrait être regardée comme vraiment excrémentielle, en ce que c'est en l'évacuant, que la nature opère la dépu-ration et rejette au-dehors tout principe acri-monieux ou étranger, résultant, soit d'une altération quelconque, soit d'un mélange de parties hétérogènes qui peuvent altérer nos humeurs, et par cela déranger nos fonctions.

Maintenant la partie de la lymphe, qui sert à lubréfier nos organes, rentre-t-elle par des pores absorbans dans le torrent de la circulation au moyen des veines? Ou bien, a-t-il un centre où elle soit portée pour établir une vraie circulation lymphatique? Cette dernière opinion ne paraît pas prouvée, en ce que l'anatomie n'a pas encore découvert un organe particulier qui paraisse être le centre d'une circulation, d'où parte et où soit reportée l'humeur lymphatique. Or, comme il est reconnu, ainsi que je l'ai déjà fait observer, que la nature prend toujours et en tout, les moyens les plus simples pour l'accomplissement de chacune de ses opérations, d'après cela, je regarde comme très-certain, et je suis intimement persuadé que l'absorption seule fait rentrer dans le torrent de la circulation, la portion lubréfiante de la partie lymphatique, qui a servi de véhicule à la partie solide. Mais, dans ce cas, ne pourrait-on pas raisonnablement croire que les extrémités des artérioles, à l'endroit par où elles communiquent avec les veines, et au point même où se fait l'absorption, sont une espèce d'organisation sécrétoire par laquelle sont définitivement préparées, sur tous les points de notre individu, les parties actuellement nutritives; que c'est aussi par cette organisation sécrétoire que sont résorbées les parties qui sont destinées à se charger encore de nouveau de substances aptes à la nutrition, et vraiment réparatrices, lorsqu'elles auront subi, par le cours de la circulation, le nombre de révolutions suffisant pour se les identifier?

Il me semble que, dans cette opération, tout suit la même marche que nous observons dans toutes les autres sécrétions. Nous y reconnaissons deux choses; une partie qui sert à fournir la substance nécessaire à l'entretien de la vie, et une autre dépouillée de cette partie utile à laquelle elle a servi de véhicule, dont une portion est rejetée au-dehors, lorsque, par des circulations très-répétées, elle n'a plus le caractère propre à se charger de nouvelles parties nutritives, tandis qu'une autre portion est résorbée, pour rentrer dans la masse de nos humeurs, si elle est encore apte à cette fonction.

Nous voyons les glandes salivaires préparer un fluide qui pénètre les alimens, les rend plus faciles à digérer, et donne au chyle une plus grande aptitude à la nutrition. Ne pourrions-nous pas aussi regarder toutes les glandes vulgairement appelées lymphatiques, placées sur différens points de notre corps, comme des organes sécrétoires, préparant un fluide qui, lorsqu'il est reporté dans le sang et qu'il a été déjà atténué et élaboré, devient plus susceptible de contracter la perfection nécessaire à une fonction si importante? Mais il faut bien remarquer que cette perfection n'aura lieu que, lorsqu'après des circulations répétées, ce fluide sera parvenu à l'endroit même où s'opère la nutrition, que l'on doit reconnaître, par son but, devoir exister sur tous les points de notre individu.

Ce résultat de la fonction des glandes appelées lymphatiques, me paraît très-probable, et me semble présenter absolument une certaine analogie entre la salive et l'humeur vulgairement appelée lymphe, puisque l'une et l'autre ont le même but, et puisque les organes qui élaborent ces deux humeurs, n'exercent qu'une fonction préparatoire à la nutrition. Aussi je pense que l'on doit ne considérer le fluide préparé par les glandes lymphatiques, que comme une préparation première, pour le faire parvenir ensuite à l'état de perfection indispensable à la lymphe nutritive.

L'on voit, par le développement du systême

de la nutrition, quels moyens simples la nature emploie pour opérer une fonction si importante. Il n'y a qu'un mode unique de nutrition : tous nos organes, quelles que soient leur forme et leurs fonctions, n'en ont point d'autre. Enfin les nerfs eux-mêmes, qui paraissent être le centre de communication des diverses sensations entre elles, qui, par l'importance dont ils sont dans l'économie animale, pourraient être regardés comme l'organe sécrétoire du principe sensitif dont la nature les a spécialement doués, et qui, à raison de cette fonction si essentielle et si merveilleuse, pourraient être considérés comme l'organe par excellence, par lequel tous les autres sont vivifiés; les nerfs n'ont cependant point d'autre mode de nutrition qui leur soit particulier; ils croissent, ils se nourrissent et ils s'entretiennent, par le même mécanisme de toutes les autres parties du corps. Il y arrive aussi de même qu'à tous les autres organes, une lymphe chargée de parties nutritives, qui suit la même marche et les mêmes lois. Nous pourrions donc, d'après ces considérations, regarder la nutrition comme la fonction primitive, et son mode comme le mécanisme universellement et immuablement adopté par

9 *

la nature, pour l'entretien de nos organes et la perfection de nos fonctions.

Maintenant examinons ce que c'est que dépravation.

La dépravation d'une humeur est le changement de son mouvement intestin, qui fait que chaque molécule, par un mouvement nouveau, que lui imprime une circonstance ou une influence fortuite quelconque, ne conserve plus la combinaison propre qui constituait primitivement tel principe, et ne se trouve plus en rapport avec aucun organe, ni avec aucune autre humeur. Il résulte de ce défaut de rapport, il est même très-manifeste, qu'aussitôt que ce changement est opéré, il n'y a plus de marche régulière dans aucune fonction, et que cette altération imprime sur-le-champ une secousse extraordinaire à toutes les parties de l'individu. Considérons à-présent les effets de cette secousse sur le mouvement intestin des humeurs. Il en résulte que les points de contact par lesquels les principes des humeurs étaient liés entre eux, étant, même momentanément, changés et différens, leur adhérence devient presque nulle, et qu'alors ils sont très-disposés à perdre le lien vital et naturel qui les unissait. Il en résulte aussi, qu'aussitôt qu'il se présentera de nouveaux points de contact, avec lesquels les principes de nos humeurs, si disposés à la désunion ou même déjà désunis, pourront se joindre, ils les saisiront et s'y uniront aussitôt. La nécessité absolue d'un point de contact entre tous les différens principes des corps, démontre la facilité avec laquelle ils doivent contracter une nouvelle combinaison, et elle explique la rapidité avec laquelle se propage et se communique la dépravation.

Ayant énoncé ce que c'est que la dépravation d'une humeur, et ayant observé, dans cet état nouveau, ce qui peut coopérer à sa communication si prompte et si rapide, nous devons maintenant porter notre attention sur ce qui, dans la rage, peut produire le premier phénomène, c'est-à-dire, la dépravation, dont celui de la communication est une suite nécessaire. Mais, pour le découvrir, observons ce qui se passe.

Au moment de l'insertion de l'humeur dépravée par la dent de l'animal enragé, il ne se rencontre dans cette humeur aucuns principes qui soient en rapport avec les nôtres dans l'état sain, et qui, par conséquent, les invitent à s'y unir. Puisque cette humeur dépravée n'est pas une humeur particulière de la classe des virus qui forment mélange, et qu'elle n'a pas, ainsi qu'eux, une existence, une activité et une action fixe, déterminée et propre à elle, elle doit rester inerte pendant un temps indéterminé, même quelquefois fort long, au lieu où elle a pénétré et où elle a été déposée : mais si alors, par une commotion morale ou physique quelconque, ou autre influence fortuite imprimant à tout notre être une action extraordinaire, ou une secousse étrangère et subite, le mouvement intestin d'une de nos humeurs se trouve même momentanément changé ; dans le désordre passager qui résultera de ce bouleversement, il est presque impossible qu'il ne se rencontre quelque particule de nos humeurs qui ait perdu son point de contact naturel : cette particule offrira aussitôt alors, à la molécule isolée et inerte, quoique dépravée, quelque nouveau point de contact, par lequel elles pourront s'unir ensemble. Ces portions réunies, multiplieront les points de contact auxquels d'autres viendront se joindre encore. C'est ainsi que, de proche en proche, toute l'humeur avec laquelle la partie dépravée aura eu quelque analogie ou même le plus léger rapport, participera à la même dépravation.

Reste maintenant à trouver dans le mécanisme de la nutrition que j'ai exposé, quelques circonstances par lesquelles on puisse concevoir l'inertie du miasme de la rage pendant une époque indéterminée; expliquer le mode de son déplacement, de son absorption et de son introduction dans le torrent de nos humeurs; enfin le moyen par lequel la molécule dépravée se trouve libérée des entraves qui l'avaient jusqu'alors empêché d'agir, pour produire les accidens qui sont propres à cette maladie.

La salive de l'animal enragé et les humeurs qui s'écoulent des membranes intérieures qui tapissent sa gueule, contiennent une portion de la partie lymphatique dégénérée, dont telle dépravation particulière constitue constamment chez lui celle de la rage; elle est enveloppée de toutes les parties nécessaires, qui composent la salive et toutes les autres excrétions qui humectent l'intérieur de sa gueule. Introduite dans cet état d'empâtement, elle n'a d'action sur aucune des parties où elle a été déposée, et ne produit nulle sensation qui dévoile son existence. On voit par-là qu'elle peut séjourner plus ou moins de temps, et que, dans cet état, insérée dans le tissu cellulaire, qui n'a que peu ou même point d'action, elle peut y rester can-

tonnée et inerte jusqu'à ce que quelque cause
fortuite vienne la déloger.

Une commotion, ou tout ce qui est dans le
cas d'imprimer une action extraordinaire à
l'individu, produit cet effet, en occasionnant
une astriction générale qui, quoique médiocre,
cause nécessairement un certain déplacement
de cette humeur inoculée.

Dans le développement du mécanisme de la
nutrition, j'ai fait observer qu'une lymphe très-
subtile parvenue aux extrémités des artérioles,
après avoir déposé la partie solide, qui sert à la
réparation des pertes produites par le mouvement, s'échappait en partie en formant l'humeur de la transpiration, tandis qu'une autre
portion, après avoir servi à lubréfier nos organes, était réintroduite dans le torrent de la
circulation, pour se charger de nouveau de
parties nutritives. Cette dernière portion de
lymphe parvenue à tous les points de l'individu, avant de rentrer dans le torrent de nos
humeurs, rencontre cette humeur inoculée qui
jusqu'alors était restée inerte, dans l'action du
déplacement produit par la commotion; aussitôt
alors elle l'entraîne avec elle dans le mouvement d'absorption auquel la nature l'a destinée,

et la précipite dans le torrent de la circulation.
Là, elle subit à l'instant, par ce mouvement extraordinaire, une décomposition qui laisse à nu
la partie lymphatique dépravée, en la séparant
de la salive proprement dite, et des autres humeurs qui lui servaient d'enveloppe. Cette partie
dépravée une fois introduite dans le sang, communique son état de dépravation aux principes
de celles de nos humeurs dont les parties, désunies par la commotion, lui présentent un nouveau point de contact ; ensuite elle est portée
aux organes excrétoires qui existent à toute la
surface de notre corps, pour être dépurée et
être expulsée comme substance délétère et dépravée, sous la forme excrémentielle de l'humeur de la transpiration.

On peut juger aisément que c'est alors que
l'humeur de la transpiration, ayant contracté
la dépravation communiquée par la partie virulente insérée, qui a été dépouillée de toutes les
parties visqueuses qui servaient d'entraves à son
action, jouit aussitôt qu'elle est déposée sous
l'épiderme, du degré parfait de dépravation
dont elle peut être susceptible. C'est dans cet
état qu'alors elle affecte et détruit rapidement
l'organisation intime de toutes les houppes ner-

veuses sur lesquelles elle peut agir , et qu'ainsi se développent tous les symptômes de la rage.

Il ne faut pas être étonné si l'humeur de la transpiration dépravée , parvenue sous l'épiderme, y séjourne sans pouvoir s'échapper. Une simple réflexion expliquera ce phénomène.

Il y a nécessairement un rapport parfait entre la conformation des organes sécrétoires d'une humeur et les principes de cette humeur ; il y a aussi des rapports entre les principes de cette humeur et les pores qui servent à son excrétion. Si la dépravation, en changeant son mouvement intestin , change aussi les points de contact, il en résulte changement de principes. Chaque principe d'une humeur doit avoir une forme primordiale attachée à sa nature. Si ces formes changées ne sont point en rapport avec celle des organes qui doivent leur donner issue, ces humeurs , toujours poussées en avant par la force de la circulation , seront arrêtées sous l'épiderme ; elles y séjourneront, elles s'y accumuleront, et s'épancheront sur les parties d'où elles doivent être éliminées. Nous voyons donc ici l'humeur de la transpiration retenue par sa dépravation , sans pouvoir enfiler les pores excrétoires que lui avait destinés la nature, produire par sa présence sur les houppes nerveuses tous les accidens attachés à la rage.

Pour établir une théorie probable, par laquelle on ait pu parvenir à concevoir et à expliquer les symptômes de la maladie de la rage, il a d'abord fallu remonter aux lois du mouvement général, dont les directions différentes constituent sur la matière les différens principes auxquels tient la diversité des formes. Il a fallu appliquer à nos humeurs les variétés qui tiennent à celles qui existent entre nos différens organes et à celles des différens principes qui les constituent telles dans l'état sain. Il a fallu passer en revue les altérations qu'elles peuvent subir, pour reconnaître le genre de celles d'où dérivent les accidens de la rage. Il a fallu examiner quelle humeur était plus susceptible de contracter une dépravation aussi complète, et de la communiquer aussi rapidement. Enfin, il a fallu reconnaître aussi l'organe sur lequel elle produit des ravages si violens. D'après cela, il me semble avoir rempli la tâche que je m'étais imposée dans cette partie consacrée à la description de la rage, à développer ses symptômes, et, d'après eux, à établir ma théorie de cette maladie. Maintenant je vais tâcher de recueillir quelques faits que l'observation m'a mis à portée de saisir et d'apprécier; alors, sans perdre de vue la théorie que j'ai développée, aidé de l'analogie qui existe entre les symptômes de la rage, et quelques phénomènes qui se rencontrent dans d'autres maladies, je tâcherai de fixer l'attention des médecins sur les indications à remplir. Je me flatte que, par la méthode curative et raisonnée que je proposerai, on obtiendra quelque succès; mais si enfin ils ne sont pas aussi complets que j'ai pu l'espérer, l'expérience que l'on acquerra par les différentes tentatives qui seront faites, et les lumières que chacun d'eux apportera dans ce traitement, perfectionneront sans doute cette méthode, et la modifieront de telle manière, qu'il y a tout lieu d'espérer que l'on viendra à bout de traiter et de guérir cette maladie aussi facilement que toutes celles que les médecins soignent chaque jour avec succès.

QUATRIEME PARTIE.

IL n'est pas surprenant que, dans une maladie contre laquelle la médecine a toujours échoué, l'empirisme soit parvenu à persuader aux personnes qui n'ont et ne peuvent avoir aucune idée de la rage, qu'il avait été nécessairement attribué à quelques-unes des substances que la terre renferme dans son sein, des vertus médicamenteuses, capables d'en combattre les effets et de la guérir. Mais celles qui connaissent la marche de la nature dans les affections diverses qui constituent les maladies, et les effets des médicamens employés pour les traiter, ne pourront jamais se le persuader ; car il est impossible de croire que toute substance puisse ne pas être dénaturée, en passant par les voies de la digestion, de la chylification et de la sanguification. Je suis intimement convaincu, qu'aucunes d'elles ne peuvent, après cette triple opération, conserver des vertus médicamenteuses assez actives, pour préserver nos organes aussi promptement qu'il est nécessaire dans cette maladie, ni pour

produire l'effet désiré. Dans une affection morbifique qui en un instant détruit l'organisation
nerveuse, à laquelle est attachée la perfection
de toutes les fonctions nécessaires à la vie, et
dans une circonstance aussi urgente, il faudrait
trouver une manière rapide de prévenir la destruction que la présence d'un miasme, aussi
meurtrier que celui de la rage, opère avec tant
de célérité sur nos organes. C'est la recherche
de ce moyen qui maintenant fait l'objet de cette
partie de mon ouvrage.

Le peu de succès des médicamens internes
dans cette maladie est généralement reconnu; et
comme l'on a constamment observé que la rage
échappait à leur action, ne paraît-il pas très-probable, ou même ne pourrait-on pas dire qu'il est
presque certain que, si cette maladie n'a pas encore été classée parmi celles reconnues curables,
et que si l'on n'est pas encore parvenu à déterminer une méthode de traitement raisonnée pour la
combattre, c'est que l'on n'en a pas encore établi
une théorie basée sur la nature de ses symptômes;
c'est que l'on n'a pas encore déterminé d'une manière précise quelle partie est affectée, par quoi
et comment; ensuite c'est que l'on n'a pas assez
recherché, dans la série des événemens qui se
passent, depuis l'insertion du miasme jusqu'à la

terminaison de la crise, quelles étaient les indications que présentaient ses divers symptômes.

Le défaut de méthode curative raisonnée et la rapidité des accidens dans la marche de cette maladie, sont la cause principale qui a fait recourir aux spécifiques. Par leur moyen, l'on s'était flatté de tempérer tout de suite l'influence de son miasme, de le neutraliser, et ainsi de la guérir. C'est certainement aussi cet espoir qui a fait inventer toutes ces compositions bizarres et empiriques tant vantées, et d'autant plus meurtrières qu'elles ont remplacé et éloigné la recherche d'une méthode fondée sur la raison. Sans aucun doute, un traitement méthodique, basé sur les principes d'une médecine sage et éclairée, pratiqué et constamment enrichi des observations de médecins habiles, eût participé aux lumières que chacun d'eux y aurait porté, se serait graduellement perfectionné, et aurait enfin fini par présenter des succès.

Cependant depuis qu'enrichie des connaissances que lui ont fournies toutes les sciences positives, portées par les savans d'aujourd'hui à ce degré de perfection qui illustrera notre siècle à jamais, la médecine a quitté cet appareil imposant par l'obscurité dont elle s'enveloppait; elle a fait de grands progrès. Depuis cette époque elle a suivi la marche des autres sciences; elle n'a admis que les choses bien prouvées, ou au moins non contraires à la raison et aux principes de la saine physique; elle a rejeté tous ces moyens prophylactiques avec lesquels on prétendait préserver les personnes qui avaient été mordues, et elle a fixé enfin une méthode préservative. Il résulte des progrès qu'elle a faits, que, par son secours, toutes les fois que le miasme n'aura pas été mis en action, et n'aura pas été délogé du lieu de l'insertion, on pourra toujours, et avec des succès constans, extirper la cause morbifique, et, par les moyens qu'elle prescrit, prévenir tous les accidens que peut occasionner son développement.

C'est, à-la-vérité, déjà un grand pas de fait que de préserver les personnes mordues, par une méthode assurée, lorsqu'on aura pu l'employer assez à temps. Mais il en reste encore un autre à faire, lequel certainement n'est pas le moins difficile : c'est celui de guérir celles chez lesquelles, le miasme rabieux étant développé, ses effets commencent à donner naissance aux premiers accidens par lesquels l'accès de rage se déclare.

On doit admettre deux espèces de traitement, un préservatif, et un autre curatif.

Je reproduirai succinctement ici ce qui a déjà été exposé sur le traitement préservatif ; j'y ajouterai seulement quelques réflexions qu'il me semble utile de présenter, et ensuite je proposerai un mode de traitement pour la rage confirmée.

J'ai répugné, depuis long-temps, à communiquer au public une méthode de traitement, que je ne puis lui offrir accompagnée d'observations assez précises pour avoir constaté son efficacité d'une manière irrévocable; mais à force d'attendre, craignant qu'étant déjà avancé en âge et d'une faible santé, mes idées sur cette maladie et sur son traitement ne périssent avec moi, avant qu'il se soit offert une occasion favorable de l'appliquer, j'ai pris le parti de publier cet Essai. Je montrerai la maladie sous des points de vue sous lesquels elle n'a point encore, à ce que je crois, été aperçue ni considérée; ensuite je fixerai les idées sur des inductions tirées de quelques effets qui m'ont frappé, et d'après lesquelles je désire que l'on procède. Je suis très-persuadé que si l'on n'obtenait pas sur-le-champ des succès aussi brillans que je l'espère, et dont j'ai l'intime conviction, du-moins en suivant une marche tracée par une réflexion approfondie sur cette maladie, on parviendra à établir, et à perfectionner enfin une méthode pour guérir la rage déclarée.

Le traitement prophylactique de la rage, sur-tout dans les temps éloignés et chez la masse du vulgaire, a souvent été confondu avec le traitement curatif. Les empiriques ont profité de cette confusion d'idées, pour préconiser des moyens qui, dans la suite, ont acquis une espèce de célébrité, parce que des personnes mordues avaient échappé aux accidens de la rage déclarée, après en avoir fait usage. Cependant, rien n'a pu prouver que ces moyens eussent rempli l'intention que l'on s'était proposée en les administrant.

Afin de prouver l'assertion que je viens d'avancer, et avant de passer en revue les moyens prescrits pour le traitement préservatif, je commencerai par mettre sous les yeux du lecteur quelques réflexions générales.

Il est nécessaire de remarquer que toutes les personnes mordues ne contractent pas la rage. Nous allons examiner quelles peuvent en être les raisons.

D'abord, j'observerai que la plupart du temps la morsure a lieu à travers des vêtemens. La dent de l'animal, avant de pénétrer la peau, a très-souvent été essuyée, et la salive imprégnée du miasme a été imbibée dans les parties qu'elle a traversées. On sent bien que l'épaisseur des vêtemens, leur nature plus ou moins susceptible d'absorber la salive attachée à la dent, et leur tissu plus ou moins serré, ont dû contribuer à en faciliter l'insertion, ou bien à l'empêcher.

De plus, parmi celles qui ont été mordues à nu, il en est, à-la-vérité, fort peu qui n'aient point contracté la rage, lorsque l'on n'a pas usé des moyens préservatifs dont il va être question. Comme cependant il est reconnu qu'il est des personnes qui, mordues par le même chien qui a communiqué la rage à d'autres, n'en ont point été attaquées, quoiqu'elles n'eussent pris aucune précaution, je pense qu'il faut trouver, dans les circonstances mêmes de la morsure, des raisons pour expliquer ce phénomène.

Premièrement, la non-communication peut tenir à ce que le développement de la rage chez le chien n'était pas encore commencé, et qu'il a mordu, étant seulement tourmenté par les premières angoisses, qui précèdent de peu de temps les symptômes résultant du développement consommé.

Secondement, la non-communication peut, en outre, être le résultat d'une morsure qui a beaucoup saigné. Le sang coulant avec une

grande abondance, a pu laver la plaie, ou bien
délayer, dans une masse considérable, une très-
petite portioncule de l'humeur imprégnée du
miasme; et, dans ce cas, cette masse de sang a
souvent été essuyée et enlevée de la déchirure.
Par ce concours de circonstances, l'on voit que
la communication du miasme a pu être arrêtée.

Troisièmement, il est reconnu que, pour
qu'une contagion ait lieu, il est nécessaire qu'il
se rencontre chez le sujet une disposition qui le
rende apte à la contracter; que cette disposition
tient à la nature particulière de tel principe
prédominant dans telle ou telle humeur, ou à
telle constitution individuelle. Or, comme nous
ne pouvons nullement douter qu'une prédisposition particulière, est la raison pour laquelle
nous voyons tous les jours quelques individus
inhabiles à contracter la petite vérole, la gale,
la maladie syphilitique, etc., tandis que d'autres
personnes, qui semblent être dans les mêmes
circonstances, en sont rapidement atteintes;
d'après les conséquences qui résultent de cette
observation, ne pourrait-on pas attribuer la
non-communication de la rage à une disposition
particulière de l'humeur de la transpiration
dans ses principes constitutifs, chez tel ou tel
individu, qui ne lui a pas permis de contracter

la dépravation nécessaire pour constituer la maladie de la rage?

Quatrièmement enfin, ne pourrait-on pas croire aussi, que le non développement de la rage peut être attribué chez quelques sujets, au défaut d'action d'une cause déterminante, sans laquelle il doit rester inert et sans activité ?

Il est impossible de ne pas conclure des réflexions que je viens d'exposer, qu'il est plusieurs circonstances dans lesquelles on ne peut affirmer, même avec quelque apparence de certitude, que telle morsure ait dû communiquer la rage et ne l'ait pas communiquée; que tel individu mordu, ait dû ou non être pris de rage; enfin, que tel remède prescrit, ou tel moyen mis en usage en ait préservé réellement.

Cependant, comme dans une maladie aussi affreuse et aussi meurtrière, l'inquiétude est un tourment d'autant plus cruel que le temps même ne peut la calmer, il est indispensable, et je conseillerai toujours, de recourir à un traitement préservatif, au risque même de le faire sans nécessité, plutôt que de s'exposer aux dangers que le développement du miasme entraîne toujours avec lui. Mais si mon opinion est, qu'il est prudent de se soumettre aux désagrémens d'un traitement de cette nature, on doit sentir en même-temps combien je recommanderai et j'insisterai sur ce que l'on ne doit pas se livrer aveuglément à toutes les recettes que l'ignorance prescrit **comme moyens préservatifs assurés.**

Dans la foule immense de tous ceux qui ont été conseillés, nous avons vu employer de nos jours une méthode préservative qui a été recommandée par des médecins habiles, et qui, à cette époque, a joui d'une espèce de célébrité; c'est l'usage des mercuriaux. Je pense que les médecins qui les ont regardés comme utiles, ont été conduits plutôt par un raisonnement appuyé sur un système qu'ils s'étaient formé, que par des faits constans résultans d'une expérience personnelle et consommée.

Lorsqu'on a prescrit le mercure, c'est l'analogie, que l'on croyait avoir aperçu entre le miasme rabieux et la salive, qui y a déterminé. On a voulu entraîner au-dehors le virus de la rage, en excitant l'excrétion de la salive, que l'on regardait comme le foyer où résidait le miasme; mais plusieurs malades ayant succombé aux accidens de cette maladie, après en avoir fait usage et après avoir été affectés d'une forte salivation, je crois que l'on ne peut pas regarder les mercuriaux comme un préservatif assuré. Je suis même de l'avis de plusieurs médecins, qui sont persuadés qu'un médicament aussi actif, et qui ajoute si vigoureusement à l'action oscillatoire des solides, ne peut qu'accélérer le déplacement du miasme rabieux, et en augmenter l'activité lors de son développement.

Plusieurs volumes suffiraient à-peine, pour faire connaître le nombre immense de formules et de recettes préconisées contre la rage, sans compter tous les moyens que la superstition a indiqués comme des moyens infaillibles. La plupart de leurs auteurs ont proclamé comme guéris, tous ceux que la frayeur, parce qu'ils avaient été mordus, leur avait indiqués devoir succomber aux accidens de la rage. Les réflexions que j'ai présentées sur la non-communication de cette maladie, afin de faire connaître qu'il se rencontre des circonstances, et qu'il existe, chez certains sujets, des dispositions qui les rendent plus ou moins aptes à la contracter, ont assez prouvé que souvent l'on a pu être induit en erreur sur ces succès tant vantés. Il est inutile ici de passer en revue tous les moyens prophylactiques qui ont été prescrits ; en jetant un coup-d'œil sur les tableaux joints à cet Ouvrage, on pourra se convaincre qu'ils ont été très-multipliés ; et, je le répète, l'on n'a jamais pu acquérir aucune certitude sur leur efficacité.

Le moyen préservatif employé, après l'usage duquel jamais la maladie ne se sera déclarée, pourra être regardé comme prophylactique unique et assuré contre la rage. L'on sera d'autant plus fondé à le regarder comme tel, que l'on ne peut pas présumer que, dans un nombre considérable de personnes mordues, sur lesquelles il aura été pratiqué toujours avec succès, si la majeure partie n'eût pas dû contracter la rage, au-moins il y eût eu quelques sujets chez lesquels elle se fût certainement déclarée. Ceux-là donc en auraient été incontestablement préservés.

L'ustion, conseillée de tous les temps, a conservé, sur tous les autres moyens, l'avantage de préserver toujours ceux qui se sont livrés à cette opération. D'après cela, je la regarde, lorsqu'elle sera pratiquée avec toutes les précautions possibles, comme le seul moyen préservatif dont on doit faire usage, et que l'on doive employer avec une sécurité parfaite.

Je ne puis me dissimuler, que le plus grand nombre des malades pourra répugner à adopter cette méthode; mais cependant il faut avoir le courage de leur annoncer, qu'elle est la seule dont on puisse se servir avec assurance de succès.

D'ailleurs, en mettant dans la balance le tourment moral que doit laisser subsister un traitement incertain, avec les désagrémens qui résultent de l'ustion, il me semble que l'on ne doit pas être long-temps à se décider pour ce moyen. Une méthode, qui, après quelques douleurs aiguës à-la-vérité, rend à l'ame ce calme nécessaire pour profiter des jouissances attachées à l'existence, est sans contredit préférable au malheur d'être tourmenté par les angoisses de l'inquiétude la plus profonde. Chez celui qui a été mordu, elle est constamment nourrie par le tableau toujours présent d'une mort prochaine. Cette idée est renouvelée chaque jour, à chaque minute, par les plus légères sensations; et alors l'on ne manque pas de les étudier et de les regarder comme les signes précurseurs des tourmens les plus cruels, suivis de la mort la plus affreuse. Si l'on échappe enfin à l'effet de la contagion, rien n'en donnant de certitude, l'on ne peut se le persuader; les mêmes inquiétudes assiégent continuellement encore les malades: une fin sinistre ne cesse d'être l'objet constant de toutes leurs alarmes; elle se représente toujours à leur imagination sous les formes les plus horribles; et, par l'impression dont elle les a frappés, elle empoisonne tellement leurs jours, qu'elle provoque bientôt cette destruction que, dès le principe, l'on n'a pas eu le courage d'écarter, retenu par la crainte d'éprouver quelques douleurs passagères.

Ayant annoncé que je ne regarde que l'ustion, comme moyen prophylactique, et cette méthode ayant été très-bien développée par des personnes habiles, je ne présenterai que quelques réflexions sur la manière dont il faut se conduire, lorsque quelqu'un a été mordu par un animal attaqué de rage.

D'abord, je ferai observer que, dans le premier moment de frayeur, il est peu de personnes qui ne se livrent sur-le-champ à tous les moyens que l'on indiquera. La brûlure est un de ceux que l'on conseille le plus fréquemment, et assez souvent l'on s'en sert aussitôt.

Mais, si ce moyen est bon en lui-même, il faut cependant avouer que le plus souvent, et sur-tout loin des grandes villes, la manière dont se pratique cette opération, ne procure pas toujours le succès que l'on a droit d'en attendre. La précipitation que très-fréquemment l'on met à la faire, les personnes non instruites, qui, dans ces premiers instans d'effroi et de trouble, se chargent d'user de ce moyen, et les instrumens, comme clous, clefs et autres morceaux de fer, dont on se sert pour brûler, toutes ces choses contribuent à ne pas donner de certitude complète sur le succès.

D'après cette réflexion, je pense qu'avant tout, il est utile de détruire le préjugé établi, qu'il faut sur-le-champ détruire le venin rabieux, en brûlant aussitôt la partie mordue. L'on opère toujours assez vîte lorsque l'on opère bien, et quelques heures ne changent rien à la position du malade. Il faut donc ne mettre aucune précipitation dans l'exécution des moyens à employer.

Il peut y avoir différentes espèces de morsures : les unes simples, les autres avec déchirures, lesquelles seront avec ou sans lambeaux ; s'il y en a, on doit les enlever, et, dans ce cas, la plaie se trouve réduite à l'état de celles sans lambeaux. Alors il faut appliquer, sur toute sa surface, un ou plusieurs boutons de feu, à raison de son étendue. Comme la plaie, dans ce cas, est privée de la peau, qui, à raison de sa fonction et des nerfs multipliés qui entrent dans sa contexture et qui la recouvrent, est douée d'une très-grande sensibilité, la peau une fois enlevée, l'application du feu excite une douleur très-modérée. J'ai fréquemment vu ces opérations ne pas causer des douleurs fort vives.

Quelques jours après, lorsque les escarres des brûlures sont tombées, je conseillerai l'application de la pâte arsénicale (*), qui pénètre profondément et qui a un effet très-vigoureux ; la chute des parties détruites par cette application, étant considérable, la régénération des chairs doit être lente et se faire dans la même proportion. Cela est absolument nécessaire ; car ce surtout à quoi l'on doit prendre la plus grande attention, c'est de ne pas laisser les plaies se refermer trop promptement et avant que le dégorgement des parties voisines soit complet.

Si la morsure est simple, et si elle a pénétré de manière que la dent de la mâchoire supérieure de l'animal laisse une déchirure, ou une piqûre correspondante à une semblable piqûre causée par la dent de sa mâchoire inférieure, il faut faire une double incision qui commence

---

(*) La pâte arsénicale, dite de *frère Côme*, est ainsi composée : sur cent parties il y en a

de cinnabre (oxide de mercure sulphuré rouge). 73
d'arsenic (oxide d'arsenic) 18
de sang dragon 6
de cendres de savattes brûlées 3
                                      —————

Le tout très-pulvérisé.   100
Pour l'appliquer, on y ajoute un peu d'eau , ce qui forme une pâte.

au-dessus d'un des points blessés, pour se terminer au-delà de l'autre point, et enlever la petite portion de peau entre ces deux points piqués; il en résultera une plaie longue de forme un peu ovale. Ensuite on y appliquera un bouton de feu d'une forme alongée, dont la partie qui doit toucher la plaie décrive une portion de cercle, afin que la partie la plus saillante pénètre davantage vers son centre que vers ses extrémités. Il sera après cela nécessaire de faire les mêmes applications de la pâte, dans les plaies que l'on aura pratiquées, pour y entretenir long-temps la suppuration.

Si la morsure présente des piqûres isolées, n'ayant pas de communication les unes avec les autres, il faut, au moyen de l'incision par le bistouri, enlever la partie piquée, en la cernant circulairement de trois, quatre ou cinq lignes au-moins; ensuite on y applique un petit bouton de feu, puis la pâte, ainsi que dans les deux cas précédens. Les plaies pourraient être profondes; mais comme dans ces circonstances, elles ne présentent pas de grandes surfaces, et qu'elles seraient bientôt cicatrisées, on sera alors contraint de réitérer l'application de la pâte deux, trois et même quatre fois, si le cas le requiert, ou si la cicatrisation semble se faire trop rapidement.

Chaque morsure peut présenter des diffé-rences, soit à raison des parties qui y sont com-prises, telles que les os, les tendons, les gros vaisseaux, soit à raison des organes qui peuvent être blessés, il n'est pas possible d'indiquer ce que le chirurgien appelé devra faire; il doit puiser dans son génie, pour appliquer les con-naissances qu'il aura acquises, suivant ce que les circonstances lui indiqueront de pratiquer.

Trois précautions sur-tout sont à recomman-der : enlever le centre de blessures; cautériser avec des boutons de feu dont les formes peuvent beaucoup varier, ce qui rendra l'ustion plus facile; appliquer ensuite de la chute de l'escarre, la pâte arsénicale, qui détruit l'organisation de la partie imprégnée du miasme de la rage, ainsi que les voies par lesquelles il pourrait se com-muniquer aux parties vivantes. De cette ma-nière, s'il restait du virus après les deux opéra-tions antécédentes, l'on s'opposera par l'appli-cation de la pâte à son introduction dans la masse des humeurs.

Lorsqu'une personne a été mordue, les dé-chirures, les piqûres frappent l'attention de tous les assistans; et il est incontestable que, dans ce cas, le chirurgien appelé usera de tous les moyens qu'il croira capables de préserver le malade.

Mais, après avoir traité, suivant la méthode la plus sûre, chacune des piqûres, il pourra encore arriver que le malade n'échappe pas aux accidens de la rage. Il n'est personne alors qui ne puisse, avec une apparence de raison, se récrier sur le malheur d'avoir subi ce traitement préservatif, pénible et douloureux, et de se trouver encore exposé aux accidens résultans de la rage confirmée. C'est dans ces circonstances que, quoique l'on ait déjà beaucoup fait, l'on n'a pas encore tout fait.

Lorsque l'animal enragé a mordu une partie à nu, très-souvent il a laissé sur les parties voisines des morsures, quelques impressions de sa dent qui ont pénétré seulement l'épiderme, sans avoir porté de déchirement dans les petits vaisseaux sanguins qu'il recouvre. Alors ces impressions ne présentent aucun indice de leur existence; et dans ce cas, rien ne paraît indiquer qu'il puisse y avoir insertion. Cependant ici, le miasme de la rage a pu être déposé sur une partie organique, jouissant d'une vie active très-manifeste, et en rapport avec les autres organes. Dans ces circonstances, ce dépôt ayant été fait sans douleur et sans marques visibles d'une piqûre, qui se dénote le plus souvent par l'émission d'un peu de sang, l'on reste ordinairement tranquille, et l'on a tort.

Il n'est pas étonnant que, dans ces premiers momens d'effroi, occupé des morsures apparentes, distrait par les douleurs qu'elles occasionnent, le malade ne porte aucune attention sur ces impressions de la dent qui ne laissent aucune sensation fâcheuse.. Par elles, cependant, tous les symptômes de la rage peuvent prendre naissance, et faire explosion en sortant de ce foyer inconnu, après y avoir été retenu plus ou moins long-temps. On peut juger facilement qu'une inadvertence de cette nature a souvent pu faire croire à l'inefficacité de cette méthode prophylactique, lorsque cependant ce n'est qu'à l'imprévoyance seule qu'elle peut être attribuée.

D'après ces réflexions, la personne appelée pour donner du secours, doit au plutôt appliquer du jus de citron, ou, à son défaut, du fort vinaigre, sur toutes les parties du corps qui ont pu recevoir la plus légère impression de la dent de l'animal enragé. Si l'épiderme n'a point été entamé, le malade n'en éprouvera aucune sensation; mais s'il a été assez déprimé ou effleuré pour laisser quelques parties à nu, même sans effusion de sang, la cuisson que le malade y ressentira, lui indiquera que le miasme rabieux a pu y être déposé; que de là il peut un jour être mis en action, faire explosion, et donner naissance à tous les symptômes de la rage confirmée.

Ceci me donne occasion de faire observer que les personnes chargées de donner des soins aux malades, dans les crises de rage, doivent remarquer, avec le plus grand soin, si elles n'ont point aux mains quelques éraflures, égratignutres ou coupures capables de favoriser l'introduction du miasme rabieux.

Ces morsures, toutes dangereuses qu'elles pourraient devenir, ne demandent cependant pas des moyens aussi actifs que les piqûres proprement dites, dont le corps de la peau a été pénétré. Malgré l'assurance que le miasme n'y a pas été inséré profondément, l'on ne pourrait cependant pas calculer à quelle profondeur il l'a été, ni la force de l'action vitale des parties où il a été déposé. D'après cela, mon opinion est, qu'il faut enlever l'épiderme environnant ces dépressions, jusqu'au corps musqueux de la peau, et brûler par de là pour ne rien laisser de ce qui a pu être imbu du vice inoculé. Dans ces espèces d'impressions que l'application du jus de citron ou de vinaigre découvre, lors même que rien d'apparent n'en a fait d'avance soupçonner l'existence, vu la certitude qu'il n'y a rien de profondément pénétrant, et que la lésion est superficielle, la conduite à tenir doit être différente et moins active.

Il faudra alors seulement gratter jusqu'au corps de la peau avec la pointe d'une lancette, d'un bistouri ou d'un canif, une surface de l'épiderme de trois ou quatre lignes de diamètre, pour mettre entièrement à découvert les parties qu'il recouvrait; appliquer ensuite dessus, pendant une demi-heure, un petit bourdonnet de charpie imbibé d'une liqueur caustique quelconque, et par-dessus un petit emplâtre contentif. L'on pourra ensuite en toute sûreté, dans ce cas, panser la plaie pour opérer sa cicatrisation.

M. Bouriat a publié dernièrement une dissertation dans laquelle il donne des détails sur les différens caustiques à employer, et sur le mode de leur application. Je n'ai pas cru nécessaire de rappeler ce qu'il a prescrit. Son opinion et la mienne se rencontrent parfaitement, quant à la nature du moyen préservatif; lui et moi avons suivi une route indiquée de tous les temps, et ceux qui voudront obtenir du succès, ne doivent jamais s'en écarter. Ils seront certains de préserver toujours les malades, qui, sans ce

genre de secours, seraient infailliblement victimes de la maladie.

Nous venons d'indiquer la méthode prophylactique assurée, par laquelle les personnes mordues peuvent prévenir les accidens mortels que
le développement du miasme rabieux entraîne.
Cependant il arrive très-fréquemment que la
rage se déclare inopinément. Elle peut venir à
la suite d'une morsure faite, par un animal que
l'on ne soupçonnait pas attaqué de la rage; quelquefois, ainsi que plusieurs auteurs l'ont prétendu, par le fait d'une contagion quelconque,
dont le moyen de communication pourrait être
souvent ignoré; elle peut même enfin se déclarer spontanément, ce qui est un fait extraordinairement rare. Toutes les fois donc que les premiers symptômes de cette maladie se démontreront, quelle qu'en soit la cause, alors il faut
sur-le-champ recourir au traitement curatif, afin
de les combattre sans perdre un moment.

Mais auparavant, examinons si la rage chez
tous les sujets a la même intensité; d'où vient la
cause des variétés qui se rencontrent dans ses
symptômes; si tous les sujets sont également aptes
à la contracter, et quelles dispositions, enfin,
favorisent son développement.

Parmi les personnes qui ont contracté la rage,

il est reconnu qu'elle ne se montre pas la même chez tous les malades. Il en est donc qui peuvent la contracter à différens degrés. Ces différences peuvent dépendre alors, ou de la nature du virus communiqué, ou de la disposition particulière des différens sujets.

La différence venant du virus, peut tenir à la nature propre du miasme chez l'animal qui le communique; dans tout le cours de l'accès, il peut exister chez lui avec plus ou moins d'activité et d'acrimonie ; elle doit aussi dépendre du moment de l'insertion, qui peut avoir lieu, ou dans le premier instant du développement du miasme, ou vers la fin de l'accès, lorsqu'il a contracté le plus haut degré de dépravation auquel il puisse parvenir.

On doit sentir que, dans l'une et l'autre circonstances, les effets du développement du miasme doivent avoir des caractères plus ou moins violens.

Outre les différences dépendantes du virus communiqué, celles qui dérivent de la disposition individuelle des personnes mordues, peuvent être aussi très-multipliées. Quoique dans toutes les circonstances, le résultat des accidens de ce miasme soit toujours le même, et que la mort termine constamment cette maladie; cependant on ne peut réellement pas disconvenir, que les symptômes de la rage ne se démontrent avec plus ou moins d'intensité et de violence, à raison de la constitution des malades.

Les enfans délicats, les personnes faibles, mal constituées, celles qui ont la peau sèche, dont la circulation est languissante, seront plus disposées à être frappées de l'action du miasme. Cette facilité chez elles dépend de la plus grande irritabilité que présente ce genre de tempérament, lequel offre plus de chances aux causes du développement. Mais chez elles aussi, l'action sera moins vive, elle sera plus long-temps à parcourir tous ses degrés, et les causes du développement, quoique plus fréquentes, seront moins actives.

Au contraire, les personnes jeunes, fortement constituées, sanguines, qui transpirent aisément et dont toutes les sécrétions et excrétions se font librement et avec vigueur, seront moins exposées à être frappées de l'action du miasme de la rage. Si une fois elle leur est communiquée, les accidens seront plus violens : son développement alors se fera plus rapidement ; mais aussi celles-ci seront plus susceptibles de guérison, toutes les excrétions étant disposées à se faire plus facilement et d'une manière complète.

Si, à une forte et vigoureuse constitution, si,

dans un sujet chez lequel toutes les sécrétions et excrétions n'éprouvent aucun obstacle, se réunit la nature du miasme le moins délétère possible, et contracté au premier moment où il venait de se développer chez l'animal, ce sera chez celui-là et dans de telles circonstances, que la force du tempérament, aidé d'un traitement convenable, pourra quelquefois parvenir à favoriser son expulsion. Mon opinion est que les cures citées, à l'égard des personnes traitées de la rage confirmée, sont dues à la réunion de ces circonstances favorables; savoir : un miasme le moins délétère possible, inséré peu après son développement, à une personne peu disposée par sa nature à contracter aucune sorte de dépravation, et assez forte pour rejeter, par des excrétions faciles, le vice inséré.

Il nous paraît démontré que la rage présente, chez presque tous les malades, des symptômes dont la terminaison est la même; mais je répète qu'ils n'ont pas toujours la même intensité ni la même violence. Ceci semble le prouver d'une manière incontestable, c'est que tous les malades ne succombent pas à la même époque, et que les uns périssent au deuxième jour, pendant que d'autres ont prolongé la maladie jusqu'au onzième jour de l'invasion.

Par cette différence, ne croirait-on pas entrevoir que ce miasme a donc pu être atteint et atténué par un agent quelconque? et puis, ce ne serait-il pas un motif d'espérance, pour se flatter un jour de l'atténuer encore davantage et enfin de le détruire?

Je pense que l'on se ferait illusion si l'on concevait cet espoir. Le miasme de la rage n'est point un virus ayant en lui une force active déterminée, un caractère de vitalité, ni une période régulière pour arriver à une crise épuratoire que l'on puisse accélérer, retarder ou arrêter. Il n'a point en lui ce principe actif par lui-même pour l'y faire parvenir, et dont on puisse diriger la marche. Il est un être absolument nul jusqu'à ce qu'il soit poussé en avant, et mis en mouvement par une cause déterminante. Il faut en convenir, l'on ne peut réellement pas appeler action en lui, l'état passif de dépravation propre à son essence, par laquelle toutes les parties se trouvant en contact avec lui la contractent aussitôt, ni la nature de cette dépravation corrosive et destructive, dont la communication désorganise tout le système sensitif, et cause si rapidement la mort.

La plus forte ou la moindre masse dépravée, avec une acrimonie plus ou moins intense, avec

plus ou moins de temps, et chez tel ou tel individu dont la constitution est plus ou moins disposée à cette maladie, constitue la plus ou
moins grande violence des symptômes. Mais il
est constant que jusqu'à présent rien n'a pu en
modifier, en altérer le caractère, ni en diminuer la malignité.

Pour procéder avec ordre, je vais d'abord
poser quelques faits, indiquer ensuite les inductions que l'on peut en tirer, et examiner si,
parmi ces inductions que j'aurai puisées dans
des faits, il n'y en a pas qui découlent naturellement de la théorie que j'ai développée; après,
il sera nécessaire de saisir les indications qui
en dérivent naturellement. Ce sera alors, qu'appuyé sur une base aussi solide, qu'un raisonnement fondé sur des faits constans semble nous
offrir, il faudra déterminer les moyens de satisfaire aux indications que la nature nous aura
présentées, et que l'expérience de ces faits nous
aura persuadés de saisir.

Mais avant tout, et une première chose à
faire, c'est d'observer si, dans la race canine
chez laquelle presque toujours la rage naît spontanément, il n'y a pas quelque chose de particulier à elle, qui ne s'observe pas chez les autres
animaux. S'il y a une différence essentielle qui

la prive de quelque fonction, c'est alors dans le résultat de cette différence qu'il faudra chercher la cause matérielle de la rage.

Le chien, le loup, le renard ne suent point. Ne pourrait-on pas en inférer que, chez ces animaux, la matière de la transpiration étant retenue, deviendra beaucoup plus susceptible, lorsqu'une influence fortuite se présentera, de contracter facilement et spontanément le caractère propre à la dépravation constitutive de la rage? Chez eux, elle doit la contracter plus tôt, tant à cause de sa masse plus grande qui n'a point, comme dans l'espèce humaine et plusieurs autres animaux, une exhalation continue, que par rapport à son séjour plus long-temps prolongé, si sur-tout une circonstance quelconque affecte ou dérange, même instantanément, les organes qui, chez eux suppléent à cette excrétion.

La race canine ne sue point. La dépravation particulière qui constitue la rage, s'opère spontanément chez eux. Les autres animaux qui transpirent, la contractent seulement par insertion, et très-rarement spontanément. Donc le défaut seul de cette fonction les rend plus aptes à contracter la rage d'eux-mêmes et spontanément. Ne pourrait-on pas ajouter que chez eux, l'humeur de la transpiration retenue, semble devoir être réellement la matière propre du miasme de la rage, aussitôt qu'elle a subi le changement et la dépravation distinctive et nécessaire au caractère de cette maladie?

Les personnes faibles, qui transpirent peu ou point du tout, et chez lesquelles la peau a de la sécheresse, sont plus aptes à contracter la maladie de la rage que celles qui transpirent facilement. L'on pourrait croire que, chez elles, la plus grande susceptibilité à recevoir ou à engendrer le miasme rabieux et à accélérer le développement de cette contagion, est en raison du moins de facilité qu'elles ont à transpirer. L'observation a démontré que, parmi plusieurs personnes mordues au même instant, avec similitude parfaite dans les circonstances de la morsure, celles qui transpirent facilement seront moins exposées au danger de la maladie, que celles dont les pores se refusent à cette excrétion. Ne pourrait-on pas conclure de ceci, que, par ce défaut de sueur, il y a chez elles une espèce de rapport, les rapprochant davantage de la race canine qui ne sue pas, et chez laquelle la rage s'engendre sans contagion?

Je pense que ce serait peut-être ici le lieu où il serait utile de jeter en avant quelques réflexions sur l'intranspiration de la race canine:

sur ce que devient l'humeur non-enlevée par la transpiration chez eux, et qui forme la matière propre de la rage; ensuite d'examiner si, dans cette espèce, il n'y a pas un organe sécrétoire et excrétoire pour en débarrasser l'individu, et quel en est le siége.

Ces réflexions nous présenteront différens points d'après lesquels on pourra tirer plusieurs conséquences. Elles pourront nous conduire aussi à expliquer l'opinion de plusieurs auteurs, sur la différence qui résulte relativement à la contagion, entre la morsure de l'homme et celle du chien enragé. J'ai renvoyé à cette partie de mon ouvrage, ainsi que je l'ai annoncé, le développement des raisons capables de justifier leur opinion, parce qu'après avoir établi une théorie, pour expliquer les accidens de la rage, il sera plus facile d'en saisir les conséquences, qui, d'elles-mêmes, viendront à l'appui de l'explication que je me propose de soumettre à mes lecteurs.

J'ai déjà annoncé, dans la seconde partie de cet essai, que des auteurs avaient avancé cette assertion. La morsure du chien enragé cause toujours la rage, et celle de l'homme ne la cause pas. Sans vouloir influer sur la foi qu'elle peut mériter, je vais ici exposer quelques raisons, qui présenteront des idées favorables à cette opinion, et d'après lesquelles il paraîtra démontré, que le siége de la rage n'est pas le même chez toutes les espèces aptes à cette maladie.

Le chien, ainsi que je l'ai déjà dit, ne transpire point; l'on n'a pas encore reconnu chez lui d'organe, ni de sécrétion particulière, ni aucune excrétion par laquelle il puisse, ainsi que presque tous les autres animaux, être débarrassé de l'humeur excrémentielle qui constitue la transpiration dans presque toutes les autres espèces, et à la faveur de laquelle tout miasme étranger ou tout résidu d'une dépravation quelconque puisse être éliminé. L'on ne remarque chez lui, il est vrai, au premier aperçu, aucune excrétion abondante qui paraisse y suppléer; si cependant, l'on veut faire attention à une circonstance particulière que le chien nous présente fréquemment, l'on changera d'opinion. Il sera facile de reconnaître que l'humeur de la transpiration chez lui enfile la route des canaux salivaires, et qu'il est très-probable que les membranes dont l'intérieur de sa gueule est tapissé sont des organes sécrétoires, et ont des pores exhalans pour donner issue à cette humeur qui y supplée.

D'abord, le chien a toujours et constamment

la gueule très-humectée ; ensuite, dès que par une course, il augmente la vivacité de la circulation ; dès que sa chaleur devient plus intense, soit par une température plus ardente à laquelle il peut être exposé, soit par toute autre cause donnant quelques degrés de plus à son activité ordinaire, aussi tôt il ouvre la gueule, et laisse exhaler une surabondance de l'humidité dont elle est alors plus fortement humectée. Dans ce cas, il arrive souvent même que sa langue, alongée et hors de sa gueule, distille des gouttes d'une sérosité limpide, dont la quantité est d'autant plus considérable et plus copieuse, qu'ils ont plus de chaleur et d'activité.

Ne pourrait-on pas reconnaître dans cette excrétion, un point de similitude assez remarquable avec la transpiration, puisque toute action vive qui augmente la transpiration, la rend aussi plus abondante chez lui ? Le chien a la gueule humide, quoiqu'il soit très-altéré ; elle devient plus humide à mesure qu'il court davantage, et, dans ce cas alors, il en découle plus de sérosité.

Le contraire s'observe chez nous. Car, plus nous courons, plus nous éprouvons de sécheresse dans la bouche ; quelquefois même le cours de la salive y est totalement interrompu, ce qui nous cause une altération très-grande.

A la suite d'une course longue et rapide, si le chien a soif et qu'il s'arrête pour boire dès qu'il rencontre de l'eau, ayant la gueule distillant beaucoup de sérosité, ce n'est donc pas pour la rafraîchir, ni pour l'humecter, mais bien pour refournir du liquide afin de suppléer à celui qui s'échappe.

Ces réflexions me semblent indiquer que l'excrétion qui supplée chez eux à la transpiration, se fait, soit par les glandes salivaires, soit par un tissu sécrétoire, dont les pores sont ouverts sur toute la surface des membranes recouvrant l'intérieur de leur gueule.

Maintenant, faisons un rapprochement. Chez l'homme, le miasme de la rage qui infecte et déprave l'humeur de la transpiration, est porté, ainsi que je crois l'avoir parfaitement démontré, à toute la surface de son corps où est son organe excrétoire.

Chez le chien, le miasme de la rage qui infecte et déprave en lui l'humeur qui supplée à la transpiration, doit être transporté, pour son excrétion, à l'organe par où elle doit s'échapper; cet organe, dans la race canine, est placé dans l'intérieur de sa gueule.

Les mêmes causes qui, chez l'homme, excilent et augmentent la transpiration, provoquent, chez le chien, l'abondance de cette excrétion que l'on a toujours regardée comme salivaire.

D'après ces données, ne pourrait-on pas tirer quelques conséquences, qui viennent à l'appui de l'opinion des auteurs prétendant que la morsure du chien donnait constamment la rage, et que celle de l'homme ne la communiquait pas?

La dent du chien est imbue de l'humeur propre dont la dépravation constitue la rage, puisque c'est dans la gueule du chien que la nature a placé l'organe sécrétoire et excrétoire de cette humeur qui supplée à la transpiration.

L'organe excrétoire de la transpiration, susceptible de contracter la dépravation de la rage, est sur toute la surface du corps de l'homme, et non dans sa bouche. D'après cela, il ne me paraîtrait donc pas surprenant, que la dent de l'homme ne fût point susceptible de communiquer la rage comme celle du chien, puisque le siége de l'humeur qui devient la matière propre de la rage, n'est pas dans sa bouche. L'expérience a prouvé que l'humeur qui sort de la gueule du chien inocule toujours la rage. Pour compléter la preuve de la théorie que j'ai présentée, que le miasme de la rage est le résultat d'un genre de dépravation de l'humeur de la

transcpiration chez l'homme, lorsqu'une méthode assurée guérira cette maladie constamment, il sera peut-être satisfaisant alors,
qu'une circonstance inocule l'humeur de la
transpiration dépravée prise sous l'épiderme de
l'homme, à l'époque de la rage dans toute sa
force, et démontre que sa contagion n'est pro-
pagée ni par sa bave, ni par sa dent. Il est hors
de doute qu'un jour une insertion que le
hasard pourra pratiquer, en puisant le miasme
rabieux sur le tissu muqueux de la peau, prou-
vera clairement, d'abord les différences du siége
où se porte le virus de la rage ; ensuite, que la
dent de l'homme enragé n'est pas aussi dangereuse que celle du chien.

Les considérations que je viens de présenter
sur la nature de l'humeur surabondante dans la
gueule du chien, m'ont conduit à quelques réflexions relatives à un phénomène dont nous
sommes témoins tous les jours, et dont le résultat
jusqu'alors m'a semblé un problême non résolu.
Cependant, quoiqu'elles n'ajoutent rien aux
notions à acquérir sur le sujet que je traite,
étant puisées dans ce qui se présente chez le
chien, relativement au siége du miasme de la
rage, j'espère que l'on voudra bien me par-
donner la digression suivante.

Tous les jours on est surpris de la force digestive des organes du chien, qui avale impunément les substances les plus dures.

Examinons un peu, mais avec une attention soutenue, et je crois que nous en apercevrons la raison. Quelques comparaisons suffiront pour nous y conduire.

Personne n'ignore combien chez l'homme la mastication est nécessaire à la digestion parfaite des choses qui servent à sa nutrition. Elle l'est peut-être moins à cause d'une trituration plus parfaite, qu'à raison d'une plus grande abondance de salive, déterminée dans la fonction des glandes salivaires, par le mouvement des mâchoires.

Maintenant, considérons un effet propre et particulier à la salive.

Si quelques démangeaisons nous tourmentent, soit qu'elles nous viennent de cause interne, ou bien, par exemple, de la piqûre d'un insecte, nous y mettons de la salive pour l'apaiser. Le premier effet de cette salive est d'abord d'exciter de la cuisson qui est plus ou moins vive, et qui se passe plus ou moins rapidement; le second effet est ensuite de calmer la démangeaison.

Il y a donc dans la salive un principe actif,

volatil et très-pénétrant , jouissant d'une vitalité particulière à lui , de même qu'il en existe dans la réunion parfaite des principes constitutifs de chacune de nos humeurs. C'est ce principe actif, participant du principe vital des glandes salivaires , qui , par son activité , procure l'impression de la cuisson sur les houppes nerveuses où est le siège de la démangeaison ; c'est aussi lui qui , par cette activité très-vigoureuse , pénètre les alimens et commence le travail de leur animalisation. Ce principe a une espèce de vie toute particulière à lui ; il la perd promptement lorsqu'il est séparé et éloigné de la source d'où il la tient : ce qui le démontre parfaitement , c'est que l'activité vitale de ce principe est évaporée aussitôt que la salive ne procure plus sur l'écorchure l'impression de la cuisson , ni aucune autre sensation ; elle est cependant facile à renouveler en en appliquant de nouvelle.

Or, s'il n'existait pas en elle ce quelque chose actif tout particulier , il est certain qu'un peu de boisson de plus , suppléerait parfaitement à la salive pour humecter les alimens et pour en favoriser la digestion. Mais tout le monde sait que rien ne peut y suppléer.

Ce quelque chose actif se démontre, dans certaines circonstances, par un caractère si prononcé, que l'on me pardonnera la réflexion suivante, puisque, par elle, l'on acquerra la preuve de son existence.

Nous trouvons donc dans ce quelque chose actif, ou plutôt dans la propriété active dont jouissent la salive, et sans doute aussi toutes les humeurs utiles à la digestion, une donnée pour expliquer un phénomène que nous présente le croup, qui ne peut être expliqué autrement, et qui nous démontre parfaitement une nature très-active et toute particulière, propre à ces humeurs.

Le pharynx et le larynx se touchant dans le croup, l'humeur qui tapisse le larynx, les voies de la respiration, et tous les conduits aériens, s'épaissit, prend une consistance solide et pour ainsi dire membraneuse qui les oblitère, empêche le passage de l'air, et, par suite, amène la suffocation. Ce même épaississement n'a pas lieu dans les humeurs qui tapissent le pharynx et les voies de la déglutition, avec lesquelles celles de la respiration se confondent d'abord, puis deviennent contiguës.

Le croup est une maladie appartenante à la constitution catharrale. Le croup n'attaque que les jeunes enfans, et ceux dont la force ne ré-

pond pas à l'apparence que leur stature semblerait devoir exiger.

L'air qu'ils respirent avant d'enfiler les conduits aériens, traverse les fosses nazales, l'arrière bouche et le gosier : une chose très-par-
ticulière, c'est que l'on ne remarque pas, dans
les humeurs qui enduisent ces parties, le même
épaississement, la même induration que dans
celle qui lubrifie les voies aériennes, quoiqu'elles ayent été soumises avant elles aux
mêmes influences qui produisent la maladie;
par là, il me paraît donc incontestable que la
différence qui s'observe dans les effets d'une
cause qui affecte une humeur contenue dans
des organes, sans laisser les moindres traces
de son passage sur celle qu'elle a atteinte immédiatement auparavant, tient à la nature propre de ces humeurs, et aux fonctions auxquelles elles sont spécialement destinées.

L'humeur contenue dans les voies aériennes,
est une humeur lymphatique destinée à en lu-
brifier les membranes internes, afin qu'elles
conservent la facilité du mouvement nécessaire à
la respiration. Sans elle, le passage continuel
de l'air atmosphérique aurait bientôt desséché
les parties soumises à son action ; mais, en cela,

cette humeur me semble ici ne jouer qu'un rôle secondaire.

Les propriétés de cette humeur ne sont nullement à comparer, pour l'importance de la fonction qu'elle remplit, avec celles des humeurs salivaires et autres, que fournissent les organes qui revêtissent l'intérieur de la bouche, de l'arrière bouche, du gosier, du pharynx, et de toutes les parties voisines.

Ce n'est plus ici une fonction secondaire que ces humeurs remplissent : elles sont l'ame de la fonction la plus importante de notre être. Par elles, la digestion a lieu; sans elles, point de nutrition; par elles, l'animalisation des substances les plus hétérogènes est opérée. Il faut donc reconnaître que la différence qui s'observe entre ces deux humeurs, tient à un principe d'activité qui doit exister particulièrement en elles, et non pas dans celle qui enduit les conduits aériens.

D'après cette différence, doit-on être étonné qu'une humeur qui ne remplit qu'une fonction secondaire, ne jouisse pas d'une force de vitalité aussi considérable que celle dont la fonction donne le premier élan à toutes les autres.

Alors, à raison de cette propriété active dont les humeurs digestives sont douées, et de ce principe général du mouvement dont elles surabondent, elles peuvent résister à la constitution catharreuse qui précède le croup chez les enfans, ne jouissant pas d'une force suffisante pour surmonter les accidens qu'elle produit, et pour prévenir la congulation que l'on observe, dans les voies aériennes, sur une humeur qui alors n'est destinée qu'à exercer une action du second ordre.

Ce quelque chose actif, qui est un principe très-pénétrant, n'est certainement qu'une propriété particulière développée par la contexture des organes salivaires, dans la portion du principe général actif du mouvement par lequel ils sont vivifiés. L'on sent bien que les nuances qui existent dans les diverses contextures de ces organes, chez les différentes espèces, doivent apporter de grandes variétés dans l'activité pénétrante dont sont imbus ces divers fluides nécessaires à favoriser, chacun suivant son mode particulier, l'animalisation des substances dont les différentes espèces se nourrissent. Nous observerons que c'est principalement dans la race canine, où l'on voit ce principe se développer avec la vigueur la plus extraordinaire.

La conformation de la gueule du chien indique que sa nature est d'être vorace ; la force des muscles qui meuvent ses mâchoires, la forme et la solidité de ses dents, démontrent qu'elles lui ont été données pour broyer les corps les plus durs. Mais que deviendraient ces substances descendues dans son estomac, si elles y séjournaient assez de temps pour n'y être pénétrées, ramollies et dissoutes que par l'eau qu'ils avalent? Avant leur ramollissement, les organes seraient certainement déchirés; il faut donc, pour leur macération et leur digestion rapide, une humeur imbue d'un principe actif très-vigoureux, très-pénétrant et très-dissolvant.

Pour pourvoir à leur existence, selon le mode tracé par la nature d'après le développement des organes attachés à leur espèce, outre ce caractère excessivement pénétrant qu'impriment les organes salivaires aux humeurs qui en découlent, elle a supprimé chez eux une sécrétion qui se ferait aux dépens de ces humeurs; alors elle a transporté vers leurs organes salivaires, ainsi que vers ceux qui tapissent l'intérieur de leur gueule, une masse d'humeurs plus abondante, très-susceptible d'être identifiée à ce principe actif vigoureux, particulier à leur espèce. Ainsi développé, il se réunit facilement à toute l'humeur qui ne s'échappe pas par la transpiration. Cette humeur surabondante ayant été portée aux glandes salivaires et aux organes sécrétoires et excrétoires de toutes les membranes qui tapissent l'intérieur de leur gueule, reçoit de leur contexture particulière ce principe si vigoureusement pénétrant, et elle constitue ce que l'on appelle leur salive avec ce caractère dépendant du principe qui lui est particulier. C'est cette salive ainsi modifiée qui, dans leur race, jouit d'un principe de vie et d'activité tel, qu'en peu de temps, les matières les plus dures sont pénétrées et ramollies plus rapidement que par une chaleur au degré de l'ébullition long-temps continuée ; c'est par elle que les alimens imbus des substances àcres, putréfiées et immondes dont les chiens sont très-avides, aussitôt qu'ils en sont touchés, perdent tout de suite ce caractère délétère qui serait pour nous la source de tous les maux ; enfin, c'est par cette salive que l'organisation et les propriétés de tout ce qu'ils avalent, lorsqu'elles sont soumises à son action, sont en un clin-d'œil entièrement dénaturées et changées. Si la manière d'agir de ce principe est hors de tous les phénomènes que nous observons, et ne peut être comprise, parce qu'elle tient à un mode d'existence tout particulier à cette espèce, ses résultats n'en sont pas moins palpables ; car nous voyons tous les jours les chiens dévorer et digérer les os les plus durs, et nous remarquons combien les accidens qui devraient résulter de leur voracité sont rares, en raison des excès qu'elle leur fait commettre.

Il est à présumer que les glandes tapissant toutes les voies de la déglutition et des organes digestifs, doivent aussi participer à cette surabondance que la transpiration n'enlève pas, afin d'augmenter la quantité de sucs gastriques susceptibles d'être doués de cette activité particulière à eux. La vigueur extraordinaire que l'on observe dans les fonctions digestives de cette race, ne peut avoir lieu sans porter une chaleur et une activité excessives dans toutes les autres fonctions de l'animal. On pourrait peut-être par là, expliquer les effets de la chaleur intérieure extraordinaire dont ces animaux sont pourvus. Il nous est démontré qu'elle existe chez eux au plus haut degré, par les plus grands froids qu'endurent et auxquels résistent les chiens de garde qui y sont exposés, et que l'on tient attachés, en les privant même des mouvemens nécessaires pour entretenir la chaleur.

La surabondance du principe du mouvement, qui procure l'extrême chaleur dans les chiens, ne serait-elle pas encore la cause de l'excessive délicatesse des sens dans cette espèce, et de la finesse avec laquelle les sensations sont affectées chez eux par les plus légères impressions des choses extérieures sur les organes de leurs sens?

Ne pourrait-on pas aussi attribuer à l'intranspiration chez eux, la légèreté du sommeil, qui les rend si aptes à garder? Il leur est très-peu nécessaire parce qu'ils ne perdent pas, étant privés de l'excrétion la plus abondante, qui, dans toutes les autres espèces, affaiblit considérablement. Le sommeil leur devient bien moins utile, et lorsqu'ils s'y livrent, la réparation des forces n'étant pas chez eux un besoin très-urgent, il ne doit être ni pesant ni profond : n'est-ce pas, dans ce cas, que leurs sens étant déjà, par leur excessive sensibilité, très-susceptibles d'être vivement affectés, ils doivent être facilement réveillés par la plus légère impression des choses extérieures sur eux?

Ne pourrait-on pas aussi attribuer à cet excès de vitalité dans la secrétion des humeurs digestives, la propriété attribuée à la langue des chiens, de guérir promptement les plaies qu'ils lèchent? Cette surabondance du principe général du mouvement, non encore altéré et dans toute sa force, communiquée par une application immédiate sur une partie dans laquelle l'action vitale languit, et souvent est presque nulle, cette surabondance ne fournirait-elle pas des moyens suffisans pour déterger, c'est-à-dire pour augmenter l'action vitale, détacher et enfin expulser les parties malades de celles qui jouissent encore de la vitalité nécessaire à leur action ? Ne serait-il pas aussi naturel de penser que cet excès de vitalité, par les lois de l'équilibre, augmente celle existante dans les parties environnantes, et ainsi, facilite la séparation des parties affectées de celles qui sont restées saines, et la régénération indispensable à la cicatrisation ?

La facilité avec laquelle le principe du mouvement, ce principe vivifiant surabondant, par la juxta-position sur une plaie, la déterge, et, à raison de la loi d'équilibre à laquelle il est subordonné, augmente la force d'action du principe vital dans les parties environnantes ; cette facilité, dis-je, me paraît propre à développer quelques idées que je vais offrir à l'attention du lecteur.

Ce principe général actif, le même par sa nature, avec quelques modifications dépendantes des différens organes et des diverses espèces, ainsi que de telles dispositions chez chaque individu, n'existe pas au même degré d'activité, et dans les mêmes proportions, dans chaque sujet : avec les lois d'équilibre auxquelles il obéit, n'expliquerait-on pas une remarque d'après laquelle s'est établie l'opinion, fondée sur l'observation et devenue vulgaire, que des enfans qui couchent avec des personnes âgées, absorbent leurs humeurs ? La décoloration que l'on observe chez ces enfans, et l'altération dans leur santé, ne seraient-elles pas plutôt le résultat de la perte du principe du mouvement qui s'exhalerait de chez eux, pour refournir ce qui en manque à l'individu qui se trouve placé dans l'atmosphère de son activité ? Par ces mêmes lois d'équilibre, ne pourrait-on pas aussi expliquer cet attrait instinctif par lequel sont disposés à se réunir dans l'atmosphère de son action, deux êtres jouissant d'une même force d'activité dans le principe vital, et chez lesquels, par le plus ou le moins alternatif, dans la proportion du principe du mouvement, il s'établit une espèce de circulation de ce fluide vivifiant, sans que la vigueur et le bien-être de l'un des deux en éprouvent la moindre diminution ? Enfin, par ces mêmes lois, ne peut-on pas encore concevoir la raison de l'entraînement naturel de l'être chez lequel le principe vital est affaibli vers celui dans l'atmosphère duquel surabonde le prin.

cipe vivifiant, de même que l'éloignement de l'individu, vigoureux et riche de ce principe, pour l'être chez lequel il languit, et dans l'atmosphère duquel, à raison de ces lois, il doit perdre necessairement, puisqu'il ne peut pas s'établir cette circulation attractive que l'on pourrait croire être la base la plus solide de tout attrait à la réunion, et de l'attachement qui en est la suite?

En revenant au sujet dont nous nous sommes écartés, d'après les observations et les réflexions que je viens de présenter sur la nature de la vitalité en général, et sur l'excès de ce principe du mouvement dans les humeurs digestives du chien, à raison de son intranspiration, l'on doit facilement conclure combien, dans la race canine, l'excrétion de l'humeur qui s'échappe de l'intérieur de leur gueule, imbue de ce principe tout particulier et jouissant d'une vitalité si vigoureuse, doit produire d'accidens violens, lorsque les effets de sa dépravation dans la rage, sont encore exaltés par ce caractère d'activité extraordinaire dont elle seule est susceptible.

Il y a peu d'exemples de personnes guéries de la rage développée. Cependant Nugent donne l'histoire de la maladie de la nommée Bryant.

La cure fut terminée au vingtième jour de l'invasion. Il prescrivit des saignées ; il fit prendre à la malade alternativement des bols composés de musc, de cinabre naturel et artificiel, avec des pilules de deux, trois, quatre et six grains d'opium répétées plusieurs fois le jour. Les sueurs, soit naturelles, soit celles provoquées par ces moyens, furent abondantes pendant tout le cours de la maladie. Il fait observer que, chez cette malade, les accidens diminuaient ou prenaient plus d'intensité à raison de ce qu'elles se ralentissaient ou devenaient plus fortes.

Ne pourrait-on pas en tirer la conséquence, que l'humeur qui est destinée à former la transpiration, étant la plus susceptible de contracter la dépravation rabieuse, lorsque sous la forme de transpiration elle s'écoule très-aisément, abondamment et d'une manière continue et sans interruption, elle soulage d'autant la nature dans son travail pour en opérer la dépuration. Cette disposition générale, soit à se dépraver, soit à se charger, pendant le cours de la circulation, de miasmes étrangers, délétères, à l'expulsion desquels elle est destinée, ne prouverait-elle pas aussi une plus grande analogie de la sueur avec eux ; et si ces miasmes sont corrompus, acrimonieux ou dépravés, ne pourrait-on pas, d'après cela, reconnaître dans l'humeur de la transpiration des principes de corruption, d'acrimonie ou de dépravation commencée, par lesquels elle s'unit et s'identifie facilement aux miasmes, capables d'opérer sa dépravation complète? Il est reconnu que la sueur est le véhicule, par lequel sont entraînées au-dehors toutes les parties hétérogènes, acrimonieuses, qui troublent nos fonctions, soit qu'elles résultent d'un mélange par insertion, par absorption, par excrétion retenue, ou par un changement dans le mouvement intestin d'une humeur qui rend ses principes étrangers les uns aux autres : de plus, personne n'ignore les tristes effets que produit, dans toutes les circonstances, la répercussion de la transpiration, ainsi que les troubles qui en résultent. Tâchons, s'il est possible, de désigner la cause de ces effets. Je pense que, lorsque la transpiration est déposée au lieu excrétoire que la nature lui a assigné, et qu'elle a contracté ce degré excrémentiel, qui ne lui a plus permis d'être utile à aucune fonction, ni de se charger d'aucune partie nutritive et nécessaire à nos sécrétions, elle perd elle-même entièrement et aussitôt son caractère d'animalisation. Alors, à raison de l'effet du calorique, qui déprave et corrompt rapidement toute sub-stance animale qui a perdu sa vitalité, et abs-traction faite des parties acrimonieuses qu'elle aurait pu s'adjoindre encore, je pense, dis-je, que la transpiration qui, par sa nature, est déjà excrémentielle, a contracté alors un genre de dépravation tout-à-fait particulier à elle, et qui forme la base de son caractère propre et consti-tutif, lorsqu'elle est parvenue sous l'épiderme, pour s'échapper à travers ses pores. Je me crois d'autant plus fondé dans mon opinion, que, si cette humeur n'était qu'une sérosité pure et simple, sa sortie suspendue ou sa répercussion seraient bénignes, et ne seraient pas suivies d'acci-dens aussi funestes, que ceux dont nous sommes témoins, et que nous lui voyons produire tous les jours.

D'après ces données, voici donc ce qui me paraît certain. La partie excrémentielle de la lymphe, qui doit être rejetée sous la forme de transpiration, est déjà comme dans une espèce de dépravation commençante; ensuite, lors-qu'elle parviendra à son organe excrétoire, elle aura déjà été susceptible alors de se joindre à toute matière étrangère acrimonieuse qui existe en nous, par la facilité que ses principes qui y sont déjà disposés, auront à s'identifier avec toute substance délétère; enfin, par cette prédisposition, le miasme de la rage, lorsqu'il se rencontrera dans quelque sujet, achèvera très-facilement sa dépravation. De-là, il est aisé de concevoir que la facilité de la transpiration rend moins apte au développement de la rage; que, lorsqu'elle est contractée, si cette transpiration dépravée peut trouver une issue facile, elle s'épuise, les accidens diminuent en proportion, et cessent enfin; mais que si les sueurs ne s'établissent pas, *ou que si elles n'ont aucune issue par où elles puissent s'épuiser*, le malade périt. Par-là, l'on peut juger aussi que les personnes peu ou point disposées à la sueur sont très-susceptibles de contracter la rage. L'on voit que la retenue de la sueur chez le chien, multiplie, dans son espèce, la maladie de la rage, et ce sera alors que si quelque influence fortuite altère et dérange les fonctions de l'organe qui supplée à la sueur dans la race canine, cette humeur d'abord participant du caractère de la sueur, ensuite de celui de la sueur retenue, et étant déjà frappée d'une espèce de dépravation propre à elle, sera par cela même plus disposée à contracter encore la dépravation de la rage, qui, sans contredit, peut être regardée comme une variété dans la classe des dépravations.

Ces vérités reconnues, les indications à remplir dans la maladie de la rage, doivent donc toutes avoir pour but l'élimination de l'humeur dépravée*, placée chez l'homme sous l'épiderme.

Il est certain que les maladies éruptives et la rage ont plusieurs rapports sous différens aspects, quoique celle-ci soit une maladie bien distincte. Si l'on peut reconnaître les points qu'elles ont de commun, et que dans ces mêmes points, les maladies éruptives puissent être combattues par des moyens efficaces, ne pourra-t-on pas, d'après cela, acquérir une présomption que ces moyens, modifiés différemment, pourraient ne pas être tout-à-fait inutiles dans la rage, en ayant égard aux différences qui distinguent les deux maladies?

Dans toutes les maladies éruptives, il est très-prouvé que c'est l'humeur délétère, qui cherche à sortir par les pores de la peau, chacune suivant le mode particulier assigné à son espèce.

Dans la rage, c'est une humeur dépravée, qui est portée à toute la surface de la peau où ré-

---

* Andry (*Recherches sur la Rage*, page 190), faire sortir le virus par toutes les voies possibles.

side le siége du sens du toucher universel. Sans doute cette humeur y est aussi portée pour être expulsée; mais si elle n'y forme pas une crise, soit pustuleuse, soit non pustuleuse, par laquelle elle soit exhalée, c'est que son caractère est trop destructif des organes où elle est déposée, pour qu'il se fasse ou même qu'il se commence une éruption ; c'est que le principe de la vie interceptée par la désorganisation intime de toute la surface extérieure de l'individu, ne pouvant plus être alimenté de nouveau, par le principe général avec lequel il communiquait sans interruption, est sur-le-champ arrêté dans son cours, et bien vîte anéanti; en outre, c'est que les malades succomberaient, même très-promptement, pendant le temps nécessaire pour opérer une crise, par les seuls accidens de l'irritation, quelle qu'en fût la cause, si elle était aussi violente que celle ordinairement produite par le miasme de la rage.

Puisque dans les maladies éruptives et dans la rage, le virus est porté au même lieu, les moyens qui sont utiles aux unes ne sembleraient-ils pas devoir l'être à l'autre ?

On sait combien de douces transpirations sont favorables dans les maladies éruptives.

Nous avons vu que les sueurs ont terminé heureusement une crise de rage confirmée.

Nous avons vu que, dans les maladies éruptives, lorsqu'il y a trop d'érétisme, pour que la crise de l'expulsion de l'humeur puisse s'opérer à la faveur de la transpiration, les délayans soit internes, soit externes, et les antispasmodiques diminuaient le trouble, et rétablissaient cette excrétion absolument nécessaire. Nous verrons dans la suite, que les mêmes moyens mis en usage, s'ils n'ont pas guéri, parce qu'ils étaient employés seuls, sans ordre, sans méthode, et toujours trop tard, ont cependant chaque fois prolongé l'accès et éloigné le moment fatal.

Maintenant, il me paraît bien prouvé et constant, que la cure de la rage dépend de l'élimination rapide et parfaite de l'humeur de la transpiration dépravée, retenue sous l'épiderme, et que c'est de son expulsion prompte, que dépend la cessation des spasmes violens qu'occasionne la trop grande exaltation de la sensibilité : mais comment espérerions-nous de procurer cette expulsion ? D'abord, il faudrait indispensablement que le principe vital pût agir, et qu'il agît fortement, pour opérer promptement cette crise d'expulsion absolument nécessaire ; or, nous

observons le contraire chez les personnes attaquées de cette maladie. Nous voyons chez elles
le pouls quelquefois dur, quelquefois faible,
mais toujours serré, petit, inégal, et précipité,
qui accompagne constamment la dépravation
d'une ou de plusieurs de nos humeurs; ensuite,
ainsi que l'on l'observe ordinairement, lorsque
le pouls se montre tel dans les maladies éruptives, il est très-rare qu'elles ne soient pas mortelles. D'après cela, ne pourrait-on donc pas
porter le même pronostic dans la rage, même
sans avoir égard à la nature du virus, mais
seulement à raison du trouble universel que ce
pouls indique, et à raison de ce que la nature
écrasée par le désordre général, n'a pas le ressort suffisant pour opérer la crise d'expulsion?

Pour la procurer, faudrait-il exciter les sueurs
par des toniques et des cordiaux? Cela ne réussit
pas du tout; ces moyens, pour la plupart, augmentent l'érétisme qui s'oppose à la transpiration, et ainsi, par l'augmentation de chaleur
qu'ils procurent, ils accélèrent la décomposition, en ajoutant un degré de plus à la dépravation des humeurs imprégnées du miasme, et
par suite, en augmentant l'anéantissement du
principe vital.

Examinons l'humeur de la rage dans sa nature; c'est une humeur dépravée : dans son siége, elle est retenue sous l'épiderme; dans ses effets premiers, elle anéantit les forces vitales; dans ses effets secondaires, elle porte un érétisme extraordinaire sur tout le systême nerveux dont elle excite, jusqu'à destruction, l'extrême sensibilité; enfin, dans ses résultats, elle cause la mort. Elle cause la mort par un séjour trop long-temps prolongé sur l'organe qu'elle affecte, si l'on considère son action destructive et violente, et la délicatesse des houppes nerveuses, dont l'organisation est tout de suite anéantie; elle la cause enfin, parce que l'on n'a pas encore pu découvrir un moyen de tempérer son activité meurtrière et de l'expulser.

D'après ce caractère reconnu de la rage, les indications toutes naturelles qui se trouvent à remplir sont, principalement et au plus tôt, d'évacuer par le moyen le plus rapide et la voie la plus courte, l'humeur de la transpiration dépravée, ensuite de tâcher de tempérer par les délayans, soit internes soit externes, et par les antispasmodiques, l'érétisme excessif qu'elle produit et ses effets qui deviennent des causes constantes de mort; enfin, de soutenir et d'entretenir le cours des forces vitales, par lesquelles toute action est toujours portée du centre à la circonférence.

Provoquer des sueurs sembleroit devoir remplir la première indication ; mais voyons actuellement si l'on peut se fier aux moyens qui les provoquent ordinairement.

Les boissons diaphorétiques, les boissons abondantes et chaudes d'une infusion de plantes nitreuses, unies à celles légèrement aromatiques, provoquent assez souvent les sueurs ; cependant dans la rage, ce moyen ainsi que tous ceux qui ne peuvent être administrés qu'intérieurement, très-souvent ne sont pas dans le cas de pouvoir être employés : cela dépend non-seulement de l'extrême difficulté de la déglutition, ou même quelquefois de son impossibilité absolue, mais encore bien plus de ce que cette action, si fatigante pour les malades, augmente les affections spasmodiques universelles : or, comme nous avons déjà remarqué que l'on peut reconnaître, pour une des causes de mort dans la rage, le trouble spasmodique qui produit ce bouleversement de toutes les fonctions, à raison de la sensibilité trop vive des organes, ce moyen ne peut être utilement employé ; en outre, il faut, pour aider l'action diaphorétique de ce genre de secours, que la nature, afin de procurer la transpiration, soutienne ou même augmente l'action vitale qui accélère la circulation. Dans la rage au contraire, nous avons observé que l'action vitale est toujours déprimée, par le désordre de l'organisation nerveuse que cause la dépravation ; ce qui s'oppose à toute espèce de crise. En dernière analyse enfin, l'action du miasme laisse souvent trop peu de temps pour espérer de venir à bout, avec des boissons sudorifiques, d'opérer une dépuration par cette voie.

De plus, il me paraît probable que les pores de l'épiderme ne donnent plus passage à l'humeur de la transpiration, et qu'ainsi les sudorifiques auront peu ou point d'action. Dans l'état sain, ces pores sont en rapport avec les principes élémentaires constitutifs des humeurs ; mais ils perdent ces rapports, dès que ces mêmes principes changent de forme par la dépravation.

D'après ces réflexions, provoquer les sueurs par les moyens internes, me semble, dans la rage, ne devoir être qu'un secours quelquefois auxiliaire, dont l'effet ne peut être regardé que comme chose très-précaire, et presque toujours incertaine ; ainsi donc, l'on ne peut se fier aucunement à ce moyen, vu l'impossibilité de

l'administrer, et sur-tout en dose suffisante ;
ensuite vu la lenteur de son action, ainsi que
la difficulté de la diriger. Il faut, en outre,
considérer avec la plus grande attention, que
souvent la rage tue avant la fin du deuxième
jour, le plus souvent du troisième au quatrième, rarement au cinquième, au septième,
et plus rarement encore après cette époque ;
ainsi, lorsqu'un malade est attaqué des premiers accidens qui annoncent la rage confirmée, ne pouvant prévoir, s'il n'éprouve pas les
premiers symptômes d'un accès, dont le cours
ne doive durer que deux ou trois jours, je
pense qu'il serait très-imprudent d'employer
un secours dont l'effet serait aussi lent et aussi
incertain dans un état qui peut être aussi rapidement meurtrier.

Les délayans externes conviennent, et peuvent très-souvent être employés utilement ; mais
d'abord leur effet agira lentement et seulement
sur les parties extérieures, en diminuant l'érétisme. Il est certain que, par leur action, ils
éloigneront d'autant les ravages que le miasme
produit sur tous les organes, et sur toutes
les fonctions. J'ai même vu un malade qui
avait fait usage de beaucoup de bains, ne
périr qu'au onzième jour ; mais les délayans

externes laisseront toujours la cause intacte, agacer continuellement et sans relâche tout le système sensitif. L'on pourrait même assurer que cette cause retenue, malgré leur usage, contractera toujours graduellement, quoique plus lentement à-la-vérité à cause de leur effet, un degré de dépravation de plus en plus destructif. Ces secours doivent donc n'être rangés encore que dans la classe des auxiliaires.

Presque tous les auteurs se rapportent sur ce point, que le venin de la rage agit sur les nerfs; qu'ainsi que tous les poisons, il agit sur eux; que la rage est une maladie nerveuse ; qu'elle est de la classe des maladies convulsives. Les uns, que c'est sur la substance des nerfs où est le siège de la maladie; quelques autres, que c'est sur les fonctions des nerfs qu'elle agit. Ils déduisent de l'irritabilité nerveuse presque tous ses symptômes.

D'après cette opinion, qui me semble très-fondée, ils portent une attention tout-à-fait particulière sur les spasmes, qui, ainsi que je l'ai déjà énoncé, seraient seuls capables de causer la mort, abstraction faite de la cause rabieuse qui les produit.

Dans les vues de prévenir, de modérer, ou même d'arrêter les progrès des spasmes, ils ont tourné tous leurs moyens curatifs vers les anti-spasmodiques; ils les ont cherché dans les trois règnes de la nature, et les ont employés sous toutes les formes. Quelques-uns même ont employé copieusement la saignée, sans avoir réfléchi sans doute, que les affections spasmodiques sont à raison de l'irritabilité, et qu'elle est plus grande chez les personnes délicates et faibles. A-la-vérité, si la saignée quelquefois a modéré momentanément les spasmes, peu après, elle les a augmenté en fréquence et en intensité, par cela même, que la plus grande faiblesse ajoute à l'irritabilité. Ceux qui l'ont employée, n'ont sans doute pas été frappés de la dépression générale des forces vitales, qui, dans la rage, est excessive et un des accidens les plus funestes.

Pleinement convaincu, ainsi que la plupart de ceux qui ont considéré la rage comme une maladie nerveuse, que c'est la substance des nerfs qui est affectée, et que de là dérive le dérangement de leurs fonctions, je regarde les antispasmodiques comme très-utiles, mais cependant comme moyen secondaire, puisque les spasmes ne sont qu'un effet d'une cause première, et, par conséquent, ne doivent occuper l'attention qu'en seconde ligne.

Reconnaissant l'irritabilité et les spasmes,

comme un effet de la rage qui se porte sur les nerfs, appuyé de l'assentiment des grands praticiens qui ont fixé ce point-de-vue sous lequel on doit l'envisager, je me suis seulement permis cette réflexion. C'est que le seul moyen de parer aux spasmes n'est pas seulement de les combattre, mais d'extirper, autant que possible, la cause qui se porte sur les nerfs, d'où dérivent tous les accidens nerveux auxquels les malades succombent.

Les antispasmodiques aromatiques, tels que le musc, le camphre, etc., ou les narcotiques, tels que l'opium pur, ou ses différentes préparations, n'ont aussi d'effet sensible que sur les spasmes. Mais, de même que tous les délayans, ils ne parent qu'aux ravages de cette sensibilité trop exaltée, laissant toujours, ainsi qu'eux, la cause de la maladie subsister avec son même caractère, et par conséquent susceptible de contracter encore, et graduellement, un caractère de plus en plus meurtrier. On ne peut donc non plus en faire usage, que comme secours auxiliaire.

J'ai développé les raisons qui ne permettent pas que l'on puisse se flatter de provoquer les sueurs constamment, et sur-tout assez à temps pour prévenir les accidens funestes de la rage, et ainsi de remplir la première indication, qui est d'évacuer, par le moyen le plus actif et par la voie la plus courte, l'humeur de la transpiration. J'ai ensuite exposé quels sont les résultats que l'on peut espérer d'obtenir par les délayans externes et internes, ainsi que par les antispasmodiques aromatiques et les narcotiques, afin de satisfaire à la seconde indication. Je vais exposer à-présent ce que j'ai observé chez les personnes attaquées de la rage confirmée, et les effets produits par les moyens qui ont été employés.

Le musc a presque toujours diminué les spasmes; le camphre a produit aussi la même diminution des accidens spasmodiques; mais ces deux moyens n'ont agi que sur les spasmes.

L'opium à la dose de trois grains dans le jour, par fraction de demi-grain à chaque fois, a procuré un calme plus sensible que les deux autres moyens; mais il faut faire attention surtout de ne l'employer que dans le premier temps de la maladie; car plus tard dans l'accès, quelquefois il augmente et prolonge l'affaissement du pouls, déjà devenu trop mince, et même presque sans ressort, et ainsi, il cause une augmentation très-sensible dans un des accidens

les plus fâcheux, savoir : la dépression des forces vitales.

Lorsque **les malades** peuvent prendre assez
sur eux pour se déterminer à boire, les boissons
soulagent cette ardeur affreuse, cette sensation
de sécheresse, cet étranglement, qui leur fait désirer en même-temps et redouter les liquides ;
et je ne doute pas que l'estomach et le canal intes-
tinal n'en éprouvent aussi un grand bien : mais
une chose à remarquer, c'est qu'ordinairement ils
boivent très-peu, parce qu'ils avalent plus aisément les premières gorgées que les dernières, à
cause du spasme toujours croissant de plus en
plus, que chaque gorgée augmente graduellement : ce spasme porté à l'excès, finirait enfin
par procurer chez eux la suffocation complète
si ils persistaient à boire ; c'est dans ce cas que
la sensation trop pénible qu'ils éprouvent leur
fait écarter la boisson brusquement *et avec un
geste qui semble exprimer l'horreur.*

Les bains sont peut-être un des moyens par
lesquels les spasmes sont combattus avec le plus
d'avantages, sur-tout lorsque l'on prend la précaution, une fois que le malade y est plongé,
d'intercepter la vapeur de l'eau, qui réveille
l'agitation spasmodique lorsqu'elle frappe le
visage. Mais, il faut en convenir, tous ces

moyens ainsi que les saignées, je le répète,
n'atteignent point la cause qui reste toujours
intacte et aussi meurtrière.

A deux époques différentes, frappé des symptômes effrayans d'étranglement que les malades
éprouvaient, et de la difficulté extrême avec
laquelle s'opérait la déglutition lorsqu'elle pouvait avoir lieu ; croyant alors que le siége de la
maladie était dans la gorge, je portai toutes mes
vues vers cet organe. Je n'avais pas encore assez
observé ni médité pour m'apercevoir que ces
accidens, tout affreux qu'ils sont, n'étaient
qu'un résultat local d'une affection plus générale
dont les malades étaient frappés. Pour remédier
à ces symptômes gutturaux, j'ai appliqué sur
tout le tour du cou un collier d'emplâtre vésicatoire de la largeur de deux doigts; aussitôt
que la phlictène a été levée, la déglutition est
devenue et restée libre, en même-temps que
l'étranglement a cessé. La disparition de ces
symptômes a duré jusqu'à la fin de l'accès. Les
malades ont cependant succombé, de la suite de
tous les autres accidens qui n'avaient point été
détruits par cette application, peut-être, d'ailleurs *trop tardive*, et certainement *trop circonscrite*. J'observerai que, chez l'un des deux malades, la cessation de ces deux accidens a été

complète, et que si elle ne l'a pas été chez le second, du-moins il y a eu une diminution si marquée, que la déglutition pouvait se faire sans cette sensation d'étranglement qui faisait toujours craindre la suffocation.

Ce que j'ai constamment observé de favorable aux malades, c'est la diminution des spasmes que la réunion des différens moyens que je viens d'indiquer, leur a fait obtenir. Les sueurs ayant une fois terminé heureusement un accès de rage, doivent aussi être regardées comme une crise très-utile. Il ne faudrait cependant pas conclure trop avantageusement de ce succès ; car il est à présumer que, pour sa guérison, la nommée Bryant avait rassemblé toutes les chances heureuses qui pouvaient rendre sa maladie moins funeste, et il doit arriver très-rarement qu'une réunion aussi favorable se rencontre ; enfin, le vésicatoire qui a fait cesser l'étranglement et rendu la déglutition libre, me semble aussi un moyen dont on peut tirer une très-grande utilité.

J'ai reconnu sous l'épiderme la présence d'une humeur dépravée, qui est la transpiration ; je ne vois aucun moyen assuré pour l'exciter à enfiler les pores de l'épiderme. Je suis convaincu que rien, dans la nature, n'est assez actif pour atteindre par les voies internes, dénaturer et adoucir aussi rapidement qu'il serait indispensable dans cette circonstance, la masse dépravée déjà universellement répandue. Je suis de même encore très-persuadé, que si l'art pouvait trouver quelque substance assez active pour y parvenir, cette action détruirait les organes auxquels elle parviendrait. Il est très-constant, et il est de toute évidence que nul moyen, jusqu'à-présent, n'a pu réussir à neutraliser le miasme avant son explosion, lors même qu'il est encore cantonné, et que, dans cette position cependant, l'on devrait espérer pouvoir l'anéantir, puisqu'alors il est susceptible d'être atteint. Il est également vrai que la méthode préservative indiquée, a toujours été employée avec succès, et que lorsque l'on enlève la cause du lieu où elle séjourne avant son explosion, la maladie est toujours et constamment détruite. Je me persuade donc, d'après ces réflexions, que si, par une opération analogue à celle du traitement préservatif, on enlevait le miasme du grand nombre de points où il réside, on anéantirait de même la cause des accidens meurtriers qu'il produit.

Mon esprit une fois arrêté, sur l'effet très-avantageux des deux vésicatoires du cou que j'ai

appliqués, et qui ont agi en enlevant locale-
ment, ainsi que dans le traitement préservatif, le
virus du lieu où il était porté; ne voyant qu'une
légère barrière qui retienne cette cause mortelle par son essence; effrayé des ravages constans que sa présence produit, je n'ai pu résister
à cette idée toute simple, sur laquelle est fondée
la base de ma méthode. *Renversons la barrière*,
me suis-je dit, *et la cause mortelle aussitôt
s'écoulera.*

Frappé de cette vérité et de son évidence,
mon opinion une fois déterminée, je n'ai pas
regardé comme une chose dangereuse, d'enlever
une partie assez considérable de l'épiderme, pour
soulager la nature de cette surabondance d'humeur viciée qui l'opprime. Je suis très-persuadé
que l'accident du spasme qui pourrait résulter
de cette opération, n'étant produit que par
une cause mécanique, serait susceptible d'être
adouci, d'abord naturellement par un laps de
temps même assez court, ensuite par les délayans et les adoucissans externes. J'ai donc
jugé que cette extirpation ne présentait en elle-
même aucun danger, et n'entraînerait avec elle
aucun accident fâcheux.

D'ailleurs, j'ai toujours devant les yeux, et
il faut bien ne pas le perdre de vue, qu'il est

ici question d'une maladie absolument mortelle, horriblement douloureuse, et qui tue très-
rapidement ; que, d'un autre côté, le moyen
proposé, tout pénible qu'il paraît être au premier coup-d'œil, offre cependant une chance
heureuse avec des douleurs beaucoup moins
poignantes. D'après ma manière d'envisager les
choses, et ces réflexions mûrement pesées, je
n'hésite donc nullement à insister sur l'application de cette méthode, et je ne crains pas de
la conseiller. Avant de la présenter au public,
j'ai médité long-temps sur le mode d'exécution
à proposer, afin d'enlever, par des vésicans très-
étendus, assez d'épiderme pour donner une issue facile à l'humeur dépravée, et afin d'obvier
à l'irritation qui peut en résulter. Cette opération semblera pénible, douloureuse, et comme
elle n'a pas encore été tentée de la manière que
j'indique, il pourrait y avoir des personnes qui
balanceraient pour l'appliquer. Mais elles doivent
se rassurer ; par les mesures que je prescris, l'on
préviendra les accidens ; le tissu de la peau n'est
ni écorché, ni entamé : je ne demande que le
décolement de la portion d'épiderme soumise
à l'action du vésicant pour que la phlyctène
s'emplisse ; et, si alors il est indispensable de

l'ôter du lieu qu'elle occupe encore, ce n'est point une opération tant à redouter. Il est peu de personnes qui n'aient éprouvé l'effet d'un vésicatoire. Eh bien, que l'on se figure une douleur plus vive, à raison d'une plus grande surface, et répétée à plusieurs endroits; c'est là ce que j'exige, et que je mets en opposition à des douleurs atroces, poignantes, générales et continues, suivies d'un accroissement si violent, qu'elles altèrent et détruisent toute espèce de sensation, qu'elles anéantissent jusqu'au principe de la vie, et qu'enfin elles causent toujours la mort.

Je regrette de n'avoir pas eu l'occasion d'appliquer moi-même la méthode que je vais indiquer, pour en apprécier au juste les inconvéniens et les corriger; mais je ne doute pas que l'usage et les réflexions des médecins qui l'emploieront n'y apportent, s'il est nécessaire, des modifications commodes, utiles, et qui la rendront plus douce. L'expérience manquant ordinairement à un premier essai, si l'on peut seulement maîtriser une fois la maladie, l'on aura déjà beaucoup fait, pour ne pas dire tout obtenu.

Mon avis est qu'il faut d'abord commencer par enlever une surface assez étendue de l'épiderme : si, dans la suite, on reconnaît qu'une extirpation aussi étendue n'est pas absolument utile, après que, avec l'expérience que l'on acquerra, l'on aura été à même par l'habitude d'apprécier la quotité d'extirpation nécessaire, eu égard à l'intensité des symptômes et au degré de la maladie, l'on parviendra insensiblement à en saisir la mesure suffisante pour la cure, et à parer aux inconvéniens que peut-être pourrait présenter la méthode, telle que je la propose.

Je ferai remarquer que, comme la force vitale est nécessaire pour accélérer l'opération des vessicans, et que, dans la rage, la petitesse du pouls démontre qu'elle languit, il est d'une nécessité absolue d'user au plus tôt de tous les moyens possibles, afin d'activer leur effet. Il ne faut pas perdre le moindre temps pour employer ce secours, car il est urgent d'en faire usage, pendant qu'il existe encore des forces vitales suffisantes pour en favoriser l'action.

Je m'attends bien qu'au premier aperçu de la méthode que je viens d'annoncer, qui consiste à soulever, puis à enlever une grande surface d'épiderme, l'idée d'irritation que cette opération présente, fournira tout de suite l'objection suivante. On ne manquera pas de me la faire, et elle paraîtra au premier instant très-fondée ; la voici :

Comment, me dira-t-on, avez-vous donc oublié que vous avez répété, dans toutes les occasions qui se sont présentées, que toute cause externe qui pouvait agir sur la sensibilité du malade, augmenterait ses affections spasmodiques, et les porterait à un tel point d'exaltation, que tous les accidens décrits par les auteurs anciens, pourraient en résulter ; ensuite, que des affections spasmodiques seules, portées à l'excès, quelle qu'en fût la cause, dérangeraient les fonctions au point de devenir mortelles ; enfin, qu'il fallait écarter des malades attaqués de rage, toute action des choses extérieures capable de réveiller leur sensibilité, dans la crainte de porter la suffocation et l'étranglement à un degré si violent, que les malades ne puissent y résister ; puis l'on ajoutera : et c'est vous qui proposez le moyen le plus irritant, appliqué de la manière la plus violente !

Je conviens que je me suis présenté toutes ces difficultés à moi-même ; mais la conviction intime dans laquelle je suis, et l'espoir presque certain de voir les malades guérir par ma méthode, m'ont fait réfléchir long-temps sur la

manière de l'appliquer sans tous ces inconvéniens. Ils se réduisent à deux principaux :
1.º celui de l'irritation que comporte nécessairement l'action du remède ; 2.º celui de l'agitation qu'entraîne le mode de son application
sur un être chez lequel tout contact, tout mouvement, tout bruit, cause une sensation capable
de produire les spasmes les plus excessifs.

L'on doit présumer que j'ai très-bien senti,
que si je ne proposais pas une manière d'appliquer ma méthode, dégagée des entraves
qu'elle semble entraîner avec elle, ce serait en
écarter le succès. Il m'a donc fallu d'abord présenter un moyen de remédier à l'inconvénient
de l'agitation que l'application du remède semble devoir entraîner ; puis en indiquer un autre,
pour diminuer, autant que possible, les effets
de l'irritation qui résulte de la nature même du
moyen employé.

Je me flatte que l'on me saura gré d'avoir employé, pour remédier à l'agitation, le talent
d'un homme très-instruit dans la mécanique,
et d'offrir au public une machine, au moyen
de laquelle, sans procurer au malade la moindre
agitation, il sera facile d'agir sur toutes les parties de son corps, sans le déranger de la place où
il voudra rester, ou bien de celle qui lui sera la

plus commode, et sans lui causer toute l'agitation que les tiraillemens auxquels il serait exposé, si on le remuait à bras, ne manqueraient pas de provoquer chez lui.

Après avoir exposé mes idées à M. Collier, mécanicien, auquel l'industrie nationale doit déjà la construction et la perfection d'un grand nombre de machines qui font dès-à-présent fleurir nos manufactures, et par le secours desquelles elles atteindront rapidement le degré de perfection qui ne leur laisse déjà plus craindre la concurrence, le résultat de mes conférences avec lui sur le mode à suivre dans le traitement dont il s'agit, a été l'exécution d'une machine dont le modèle est gravé figure n.° 1. Par son moyen, on peut, sans remuer ni déranger aucunement le malade, atteindre toutes les parties de son corps, afin d'y faire les applications que l'on juge nécessaires; le plonger dans l'eau et l'en retirer à son gré, sans le toucher, ni le soulever, ni le changer de la position où il se trouve le mieux. J'ai paré, par ce moyen, à l'inconvénient de l'agitation, et ainsi l'on n'augmentera en aucune manière, ni sa sensibilité, ni ses spasmes.

La seconde objection, qui est l'inconvénient de l'irritation, présentera une apparence de la

plausibilité la plus grande, et semble plus difficile à détruire. L'application d'immenses vésicatoires qui, ainsi que tout le monde le sait, doivent produire par leur action violente une
très-grande irritation, doit, d'après ma propre
opinion, paraître un moyen à rejeter, sur-tout
lorsque je définis la rage, une exaltation excessive de la sensibilité, et que je présente cette
exaltation comme l'effet le plus caractéristique
de la maladie, et celui duquel dérive une partie
des accidens qui conduisent à la mort.

Il me semble cependant que cette objection
pourra être facilement détruite par les réflexions
suivantes.

L'exaltation de la sensibilité, dans la rage, est
bien à-la-vérité le résultat de l'agacement et
même de l'irritation produite sur les houppes
nerveuses qui s'épanouissent sur toute la surface
de la peau. Mais ici cet agacement doit sa cause
à l'action d'une humeur dépravée. Si l'humeur
agit et produit l'irritation, ce n'est que par sa
présence et la longueur de son séjour. Si sa présence cause, par son acrimonie, des spasmes
qui peuvent devenir mortels, et favoriser la
destruction de l'organisation des parties où elle
séjourne, l'absence de cette humeur déterminée
par l'irritation passagère d'immenses vésica-

toires, sera suivie de la cessation des spasmes ; et ainsi sera écartée et arrêtée presqu'aussitôt cette désorganisation meurtrière que sa présence eût nécessairement occasionnée.

Un vésicatoire étendu au point où je le crois nécessaire pour guérir la maladie de la rage, s'il était appliqué à plusieurs reprises pendant plusieurs jours de suite, porterait probablement, dans beaucoup d'autres circonstances, une irritation dont les suites pourraient devenir fâcheuses. Mais réfléchissons que, dans ce cas, aussitôt qu'il aura été levé, la cause de l'irritation, soit celle produite par le miasme, soit celle occasionnée par le vessicant étant considérablement diminuée d'intensité, ou même bientôt n'existant plus du tout, des secours bien administrés changeraient la nature des accidens, et les feraient cesser promptement.

Ce genre d'irritation des vésicatoires étant momentané, présente certainement ici une chance favorable, tandis que celle produite par le miasme de la rage, dont la cause est permanente, ne peut qu'achever la désorganisation la plus complète, puisqu'elle y restera toujours.

Voici donc une première raison, qui ne laisse aucun doute, sur la préférence que l'on doit donner à l'irritation factice de vésicatoires, sur celle produite par le miasme rabieux. Mais il y en a aussi une autre qui tient au mode d'irritation : c'est que celle produite par l'action du vésicatoire doit être plus tempérée. Elle n'agit sur les houppes nerveuses qu'à travers l'épiderme qui est placé sur elles, et dont la destination est de modérer l'impression du contact des corps extérieurs, tandis que le miasme rabieux agit immédiatement sur les houppes nerveuses à nu.

Si, en outre, on considère que le vésicatoire ne comprend pas toute la surface de la peau, ainsi que le virus de la rage; qu'ensuite, par quelques procédés particuliers, son action peut même ne durer que quelques heures, pour produire l'effet désiré, on sentira facilement que l'objection à laquelle j'ai tâché de répondre, devient absolument de nulle valeur.

Lorsque j'ai annoncé qu'il fallait détacher ou enlever une partie assez considérable de l'épiderme, j'ai en même-temps fait part de l'espoir que j'ai conçu, qu'avec l'expérience on parviendrait à n'en ôter que la quantité suffisante pour opérer la cure. Ce qui me le persuade, c'est qu'après avoir attentivement observé la manière d'agir des vésicatoires, et avoir mûrement réfléchi sur ses effets, il ne me semble pas d'une nécessité absolue que toute la matière morbifique ait un écoulement par tous les points du lieu où elle est déposée. Il suffit seulement que la quantité excédente, qui empêche la nature d'opérer aucune crise, et par laquelle l'action du principe vital est opprimée, trouve une issue par où elle puisse s'écouler.

Ce que nous observons dans les maladies éruptives, me conduit à cette opinion. Une des causes, pour ne pas dire peut-être la seule ou au-moins la principale, qui rend le plus souvent les maladies éruptives meurtrières, c'est la surabondance excessive du virus à expulser, car par son excès alors, il n'y a plus d'équilibre entre la force expulsante et la matière à expulser. Nous avons déjà examiné les tristes effets du virus dont on augmente la masse par une chaleur considérable ; sa trop grande abondance et l'acrimonie plus forte qu'elle lui fait contracter, empêche sa sortie ; ensuite cette non excrétion cause la mort.

Si, dans les circonstances fâcheuses de ces maladies, l'on employe encore à temps l'application des vésicatoires, la masse que l'on extrait par l'écoulement qu'ils procurent, permet alors que l'équilibre se rétablisse, et aussitôt la nature se suffit à elle-même. Dans ce cas, elle termine facilement la crise de coction et d'élimination de cette matière, dont la masse ne se trouve plus au-dessus de ses forces.

Mais ce n'est pas seulement de la masse d'humeur que le vésicatoire enlève, par son effet premier, que la nature est soulagée ; l'effet secondaire qui s'opère par la dérivation, cause bien un dégagement tout aussi notable, d'abord en procurant un dégorgement successif des parties surchargées de l'humeur dépravée ; plus, en rendant à l'extrémité nerveuse d'une très-grande surface cutanée, la possibilité de reprendre la fonction la plus essentielle à laquelle elle est destinée, et en rétablissant ainsi les communications du principe vital avec le gaz oxigène, sans lequel d'abord il languit, et s'éteint bientôt après. Il me semble avoir répondu avantageusement à l'objection basée sur la crainte de l'irritation des vésicatoires : d'après cela, je pourrais présenter comme une probabilité très-grande, que, par l'extirpation ou même par le soulèvement de la portion d'épiderme que je conseille, j'arrêterai les progrès de la maladie de la rage ; et que, par la dérivation que procurera cette extirpation, la nature se trouvant libérée de ce qui entravait sa marche, l'on aura le temps d'employer les moyens qu'elle peut fournir, et ceux que l'art pourrait indiquer pour terminer la cure.

Il est une autre objection que l'on pourra encore me présenter avec raison, et qui, au premier coup-d'œil, semblera sans réplique. C'est l'extrême faiblesse qui doit résulter d'une déperdition de substance aussi rapide et aussi considérable, que doit l'être celle produite par l'application de vésicatoires de l'étendue de ceux que je conseille.

D'abord j'en conviendrai. Je ne doute pas que, par une extirpation aussi considérable, il n'y ait une substance utile et peut-être même réparatrice, qui s'échappe par l'écoulement que l'on procure, dans l'intention de se débarrasser de l'humeur de la transpiration dépravée, et cela au moment même où le pouls petit et à-peine sensible fait craindre l'anéantissement total des forces. Voyons ce qui pourrait en résulter.

Une très grande faiblesse : je l'accorde. Mais, au début d'un accès de rage chez un homme jeune et robuste, le pouls petit, faible et déprimé, est-il un signe de faiblesse ? N'est-il pas plutôt le résultat d'une action désordonnée de quelques-unes ou de toutes les fonctions, qui influe sur celle du principe vital, et qui le fait

languir dans ses rapports avec nous ? Ne voit-on
pas tous les jours, dans une infinité de maladies, les forces renaître, le pouls se relever et
reprendre de la consistance, lorsque l'on a écarté
la cause influente par laquelle quelque fonction
est altérée ?

L'on ne doit donc pas être arrêté par cette
fausse considération de faiblesse. Dans le cas de
rage, elle peut même devenir un moyen de diminuer l'exaltation de la sensibilité et la violence des spasmes. De plus, l'art ne nous four-
nit-il pas différens modes de réparation pour y
remédier ? Ne nous en indique-t-il pas par lesquels on procure une force factice avec laquelle
on gagne du temps, afin de donner à la nature
celui nécessaire à la restauration des forces du
malade ?

Après avoir répondu aux objections qui
pourraient être faites relativement à la méthode
que j'ai annoncée, je pense qu'il est utile de
prévenir que je regarde tous les moyens auxiliaires, tels que les bains, les antispasmodiques,
les narcotiques, les délayans, les adoucissans et
les légers sudorifiques, comme des secours secondaires qui, chacun indispensablement, doivent,
en leur temps et suivant l'occurrence, être employés pour parer aux effets de la trop grande

sensibilité, de l'irritation et des spasmes qui, dans la rage, affectent si vivement les malades.

Je vais d'abord exposer le mécanisme de la machine sur laquelle on placera le malade.

J'ai divisé en douze bandes ou sangles mobiles le cadre sur lequel il doit être placé. Chacune est large de quatre pouces et demi; ce qui forme quatre pieds six pouces. C'est à-peu-près chez un homme de taille ordinaire la grandeur commune, comprise depuis le cou jusqu'aux talons.

Le malade posé nu sur ce cadre ainsi sanglé, doit être couvert d'une couverture chaude, mais légère. Il faut sur-tout éviter qu'il n'éprouve l'impression du froid. L'on peut diviser aussi cette couverture eu plusieurs parties; par ce moyen, l'on ne découvrira que la partie du malade sur laquelle on se proposera d'opérer.

Ce cadre, suspendu aux quatre angles de la machine, peut, au moyen de poulies et d'une manivelle, se hausser ou se baisser à volonté. La partie du corps qui soutient sa tête est plus élevée, et son élévation peut être augmentée par le secours d'un oreiller. Il est nécessaire que la plante des pieds soit arrêtée par une sangle sur laquelle elle puisse être appuyée. Chacune de ces douze sangles, soutenue par un porte-sangle, peut isolé-

Explication de la Planche.

~~~~~~~~

FIGURE 1.re Elévation géométrique du lit mobile.

    2. Elévation de bout avec le treuil, corde poulies, etc.

FIG. 1.re AAAA, charpente d'assemblage.
BB, poulies du châssis mobile E.
C, engrenage et treuil.
E, châssis mobile.
FFF, crochets de porte-sangle.
G, porte-sangles.
H, baignoire.
II, roulettes.

FIG. 2. AAAA, assemblage de charpente.
BB, poulies du châssis mobile.
C, treuil.
D, manivelle du treuil.
E, châssis mobile.
H, baignoire.
I, roulette.
J, robinet de baignoire.

FIG. 3. Coupe du châssis, avec sangle et matelas.

FIG. 4. Porte-sangle avec matelas.
~~~~~~~~

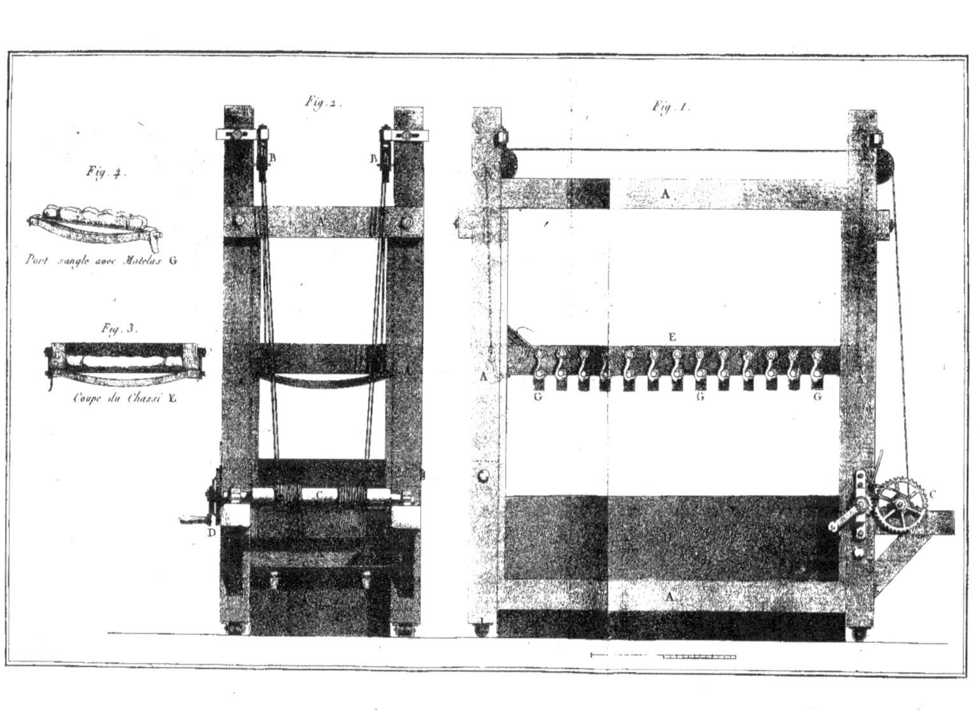

Fig. 2.
Fig. 4.
Port sangle avec Matelas G
Fig. 3.
Coupe du Chassi E
Fig. 1.
A
B
B
A
A
E
G
G
G
A
C
D
D
A

ment, facilement, promptement être déplacée et replacée. J'ai désiré que ces sangles mobiles fussent ainsi divisées, pour que le malade, étant porté sur toutes les autres, fût également et suffisamment soutenu, sans que celles que l'on déplacerait, lui portassent aucune impression pénible. Il me paraît utile d'accrocher aux quatre côtés de la machine un morceau de serge, pour interrompre les impressions qui peuvent atteindre le malade par l'agitation de l'air ; je la désire verte, pour tempérer l'éclat du jour, des lumières ou des corps brillans : elle pourra aussi, si elle est épaisse, amortir le bruit que son traitement nécessite dans le lieu où il est.

Je crois que dans une maladie de cette nature, dans laquelle chaque partie, si elle n'est pas véritablement surchargée par une masse d'humeurs trop abondante, l'est au-moins par le caractère délétère de celle qui y est portée, il serait dangereux de procurer, par dérivation sur aucune partie, une surcharge de la masse de cette humeur, déjà trop destructive.

Mon opinion étant telle, je pense donc que, dans l'intervalle de cinquante-quatre pouces que forment les douze sangles, il faut établir quatre ou cinq espaces par lesquels l'on puisse donner issue au venin rabieux. Il faudra les placer à des distances égales en commençant par le cou, à raison de la strangulation qui est un des symptômes les plus fatigans, et celui qui s'oppose à l'emploi de tous les autres secours.

Ici, ce n'est point un simple vésicatoire ordinaire que je propose, mais ce sont des bandes circulaires de deux pouces de large plus ou moins, que l'on appliquera tant au cou que sur plusieurs autres points; mais il faut sur-tout qu'elles embrassent toute la circonférence du corps et celle de chacune des extrémités.

Je crois qu'il est absolument indispensable que l'application des vésicatoires soit complétement circulaire : les raisons suivantes me le persuadent.

L'effet des vésicatoires peut être plus vif, moins sensible, plus lent ou plus rapide, à raison du degré d'irritabilité des parties où ils sont appliqués. Lorsque l'on en applique sur diverses parties du corps, il doit nécessairement y avoir un transport plus considérable de l'humeur vers la partie où la sensibilité plus grande détermine une irritation plus forte. Ce transport ne peut se faire sur une partie aux dépens des autres, sans la surcharger; et, comme je l'ai déjà dit, la surcharge d'une humeur aussi destructive sur une partie quelconque, ne manquerait pas, en y portant la désorganisation la plus complète et la plus rapide, de redoubler l'intensité de tous les accidens; en outre, dans ce cas, il serait impossible que, dans le transport d'une humeur pendant un long trajet, il n'y eût pas une espèce de résorption de l'humeur, que l'on pourrait alors considérer comme une vraie métastase. Tout le monde sait que la métastase d'une humeur dépravée, telle qu'elle doit l'être dans la rage, ne pourrait avoir lieu d'une partie éloignée sur une autre partie, sans causer aussitôt la mort. L'on doit ici d'autant plus le présumer, qu'il est reconnu que, dans toutes les maladies, même beaucoup moins fâcheuses, dans lesquelles un miasme quelconque est porté à la peau, pour être expulsé suivant le mode assigné à son espèce, le malade périt aussitôt, si, par une cause étrangère, il est délogé du siége où la nature l'avait placé, et résorbé pour être transporté sur une autre partie.

L'application circulaire doit éviter cet inconvénient, en ce que le transport du miasme ne peut se faire d'un lieu éloigné à un autre, sans que, lors de son déplacement, il ne rencontre toujours dans son trajet, et à des distances rapprochées, un point où l'irritation le déterminera à se fixer, afin d'en être aussitôt évacuée. L'ap-

plication circulaire me semble donc être la seule
qui doive être employée dans la rage, et au
moyen de laquelle on doive se flatter de pouvoir éviter ces transports si funestes et si rapides,
dont nous sommes témoins tous les jours, sans
cependant qu'il nous soit possible de nous rendre
compte des moyens que la nature emploie pour
les opérer.

L'intensité des symptômes, leur vivacité, le
plus ou moins de temps qui s'est écoulé depuis
que les accidens se sont déclarés, doivent décider promptement sur la plus grande ou la moins
grande quantité d'épiderme à soulever. Cette
différence peut varier; mais il faut toujours
commencer par appliquer quatre de ces bandes.
L'on peut ensuite varier l'étendue des vésicatoires, en augmentant ou en diminuant la largeur des bandes. Lorsque l'accès est plus avancé
ou que les accidens sont très-violens, on pourrait tenter l'application d'une ou de deux bandes
de plus, peut-être même de trois; mais, dans ce
cas, il est à croire que les accidens de la maladie
ont déjà causé des dérangemens irrémédiables.
Mon opinion est que, dans les cas très-urgens,
l'on obtiendra un effet plus prompt, en multi-
pliant davantage l'application des bandes, qu'en
leur donnant une plus grande surface, parce

que les dégorgemens successifs ayant une moindre distance à parcourir, seraient bien plus rapides.

Quoique les circonstances m'ayent manqué pour prescrire quelque chose de fixe, je présume que quatre bandes de vésicatoires de la largeur indiquée, savoir, une au cou, une vers la partie inférieure des côtes, une aux cuisses et une aux jambes, devront suffire ; l'intensité de la maladie, et la stature du sujet doivent entrer en calcul pour varier la largeur des bandes. L'on doit bien sentir que ce n'est ici qu'une première donnée que je mets en avant, mais que l'expérience que l'on acquerra dans la suite, en présentant des résultats bien constatés, posera des bases plus positives, et d'après lesquelles l'on pourra statuer quelle étendue l'on devra donner à ces bandes. C'est alors que le médecin doit sur-le-champ, recueillir l'ensemble des symptômes, et réunir toutes les circonstances pour les varier; un enfant, une femme de petite stature, ne pourront pas être livrés à l'action d'un vésicant aussi étendu qu'un homme de grande taille; enfin, il faudra nécessairement calculer quelle devra être pour eux la dimension que l'on pourra donner au vésicant.

Après avoir présenté un mode par lequel on peut éviter les accidens résultans de l'augmentation affreuse des spasmes que ne manquerait pas de produire, sur les malades, l'agitation excessive des tiraillemens que nécessiterait tout mouvement à bras ; après avoir rassuré sur les accidens que pourrait entraîner l'application des vésicatoires, même suivant la méthode journellement mise en usage, il est utile d'exposer une manière avec laquelle on parera à l'irritation dépendante de la nature même du moyen conseillé.

Je vais donc donner quelques détails sur le moyen de procurer la formation de la phlyctène le plus rapidement possible, sans occasionner, aussi vivement qu'il arrive très-souvent, la résorption de l'acide des cantharides et les accidens qui suivent l'application des vésicatoires, suivant la manière usitée.

Il est assez ordinaire que les vésicatoires ne produisent de phlyctène que vingt-quatre heures après leur application. Comme, au moment où les premiers symptômes de la rage se déclarent, l'on ignore si le malade est pris d'un accès qui doive terminer son cours en deux ou trois jours, je pense qu'une perte de temps aussi considérable pourrait alors laisser parvenir les accidens à un degré tel, que le mal deviendrait sans remède. D'après cela, j'ai cherché à augmenter l'activité du vésicatoire par un moyen qui m'a toujours réussi. En quelques heures, ils ont presque toujours produit l'effet désiré.

L'on est dans l'usage de mouiller la peau avant l'application des emplâtres vésicatoires, avec un linge imbibé de vinaigre. Il faut observer que cette légère friction est presque toujours de nul effet, puisque l'on ne la pousse point à un degré suffisant pour rougir vivement la peau. Lorsqu'on la frotte fortement, l'effet du vésicatoire est plus rapide, et il le devient d'autant plus, que l'épiderme est plus échauffé, qu'il est plus rouge, et sur-tout devenu plus sensible.

La sensibilité occasionnée par cette friction est le résultat d'un double effet qu'elle produit, savoir : chaleur et irritation, par lesquelles est déterminée une surabondance de sucs, vers le point où elles ont été excitées.

Dans la rage, où tout contact extérieur augmenterait la sensibilité, qui déjà trop exaltée, alors deviendrait cause absolument mortelle, l'on ne pourrait pas, sur une surface aussi étendue que celle nécessaire pour donner écoulement au vice rabieux, pratiquer une friction assez vigoureuse et assez long-temps continuée, sans procurer mécaniquement une irritation considérable à la peau, et sans craindre de causer des spasmes que l'on ne pourrait plus calmer ensuite.

Il a donc fallu chercher un moyen de produire chaleur et irritation, sans y ajouter l'agacement qu'une action mécanique sur les houppes nerveuses, ne manquerait pas de communiquer à tout le système nerveux. D'après cela, je conseille d'appliquer, sur toutes les parties que l'on voudra couvrir de vésicatoires, un molleton de laine, imbibé d'une forte teinture de cantharides, très-chaude. Elle produira les deux effets désirés, savoir : chaleur et irritation. J'ai souvent observé qu'après trois applications semblables, à une heure l'une de l'autre, l'on voyait de petites phlyctènes commencer à pointer et à soulever l'épiderme. C'est à ce moment que l'on doit appliquer aussitôt les emplâtres vésicatoires très-saupoudrés, après avoir humecté de nouveau les parties avec la même teinture. De cette manière, l'on obtient bien rapidement un effet que, par les moyens usités, l'on ne se procure pas en plus de vingt-quatre heures.

L'on doit bien présumer que la disposition individuelle du malade, son âge, sa vigueur ou sa foiblesse, peuvent apporter des différences très-sensibles dans la rapidité plus ou moins grande, avec laquelle le moyen que je viens d'indiquer peut produire l'effet desiré.

L'on pourrait présumer encore que dans la rage, où le pouls est déprimé et dans laquelle le principe vital languit, l'action du vésicatoire, tel que je viens de l'indiquer, peut ne pas être aussi prompte que dans beaucoup d'autres maladies. De plus, il est hors de doute que, si le principe vital est déjà par trop écrasé, ce moyen, ainsi que tout autre, pourrait devenir inutile.

Après avoir indiqué un procédé par lequel on diminue considérablement les accidens que l'irritation des vésicatoires a coutume de produire sur le système nerveux, je vais maintenant exposer la conduite que l'on doit tenir, lorsqu'il se présentera un malade que l'on voudra soumettre au traitement.

Aussitôt on le déshabillera et on le posera nu sur le cadre mobile. Depuis la partie qui correspond au cou jusqu'à celle sur laquelle sont appuyés les talons, sa longueur est de cinquante-quatre pouces, grandeur moyenne d'un homme de taille ordinaire; sa stature, cependant, peut n'exiger que neuf, dix ou onze sangles. Les femmes et les enfans en comprendront beaucoup moins. Il est divisé en douze porte-sangles mobiles de quatre pouces au plus : sur chaque porte-sangle est fixée une sangle : au moyen d'un cordon arrêté à ses deux extrémités, l'on attache un coussinet de toile rempli mollement de laine, de sorte que leur réunion forme un matelas composé de douze parties. Chaque porte-sangle est soutenu à ses deux extrémités par un crochet fixé au cadre mobile. On couvre le malade avec une couverture chaude et légère, divisée aussi en plusieurs parties, pour ne découvrir que la partie du malade sur laquelle on doit appliquer le vésicatoire. Avec la manivelle, l'on élève le cadre suffisamment, afin d'opérer facilement sur les parties postérieures du malade. Puis l'on détache alors successivement les porte-sangles qui répondent, soit au cou, soit aux autres parties sur lesquelles on aura déterminé de faire une application, afin de les mettre à nu. Aussitôt l'on replace de semblables porte-sangles garnis de sangles et de coussinets sur lesquels on a passé un fer à repasser chaud, pour que le coussinet conserve sa chaleur quelque temps. Sur le coussinet, on fixera à la faveur de deux boutons attachés à ses deux extrémités, une compresse de plusieurs doubles de linge de la largeur de trois pouces et demi au plus, et d'une longueur suffisante pour embrasser la partie sur laquelle elle doit être appliquée. Par-dessus cette compresse, l'on fixera, avec les mêmes boutons, les bandes de molleton imbibées d'une teinture très-surchargée de cantharides, que l'on exprimera fortement auparavant; l'on fera cette application la plus chaude possible. A une des extrémités du coussinet, on aura entassé en ré-serve, la partie de la compresse et du molleton qui devra couvrir les parties antérieures. La compresse et le molleton auront une ouverture en forme de boutonnière. Elle doit être assez large pour que l'on puisse facilement la détacher du bouton où elle était fixée lorsque l'on aura placé le porte-sangle; ensuite on rabaissera le cadre avec la manivelle. On développera aussitôt, et très-promptement, la par-tie de l'appareil que l'on avait mise en réserve sur un des côtés. Puis, avant d'en faire l'application sur la partie antérieure du corps, on la chauffera de la même manière avec le fer à repasser; par-des-sus l'on appliquera quelques linges chauds pour accélérer l'action de la teinture.

Par ce moyen, en très-peu de temps, on pourra, sans tourmenter le malade ni sans le soulever, at-teindre toutes les parties de son corps, soit en ex-haussant le cadre pour les parties postérieures, soit en le baissant pour les parties antérieures.

L'on répétera les applications de la teinture de la même manière, deux ou même trois fois à une heure ou une heure et demie de distance les unes des autres;

mais sur-tout il faut la pratiquer la plus chaude possible. Il faut entretenir et forcer la chaleur sur les bandes qui recouvrent les parties antérieures, mais seulement sur les bandes, sans la porter sur les autres parties qui ne doivent pas livrer passage au miasme rabieux ; l'on couvrira ensuite tout le corps avec les portions de couvertures légères et chaudes, dont j'ai indiqué la nécessité et l'usage.

Après quatre ou cinq heures de l'application des molletons humectés de teinture de cantharides, l'on aperçoit ordinairement l'épiderme très-rouge et prête à se soulever; même quelquefois des phlyctènes assez considérables sont déjà formées; il faut alors humecter de nouveau avec de la teinture, et de suite appliquer des bandes d'emplâtres vésicatoires (1) de la même largeur que les molletons, très-saupoudrés de poudre de cantharides mêlée au camphre, en usant des mêmes procédés que l'on a employés pour l'application des bandes de molleton. Sous les emplâtres vésicatoires, l'on aura soin de disposer, de la même manière, des bandes de toile circulaires que l'on puisse serrer avec des boucles,

---

(1) Le taffetas vésicant récemment préparé, me semble agir plus uniformément dans toute l'étendue de son application, et l'effet des cantharides est aussi beaucoup moins violent.

afin que l'application soit plus forte et plus immédiate.

L'on sent bien qu'il est impossible de statuer positivement sur le terme nécessaire au soulèvement de l'épiderme : il peut et doit varier, à raison de la multiplicité des influences qui peuvent agir pour favoriser cette opération ou la retarder. Dès que la phlyctène sera complètement formée, il faudra tout aussitôt l'enlever en totalité ; il faudra aussi avoir soin que, s'il reste des parties d'épiderme qui soient mal détachées et que l'on n'ait pas pu enlever, elles ne puissent se recoler ; dans ce cas, il sera nécessaire d'y pratiquer des déchirures et de les y multiplier. Une fois cette opération terminée, en se servant des mêmes procédés, on appliquera dessus les parties dénudées d'épiderme, des bandes de toile de la même largeur que les emplâtres, enduites très-légèrement d'onguent de la mer, sur lesquelles on étendra une couche de beurre frais. L'on passera le fer à repasser sur le coussinet, ainsi que sur la bande qui doit être appliquée sur les parties antérieures et latérales du corps , afin que le froid ne saisisse pas le malade : mais ici il ne faut pas le même dégré de chaleur que pour les molletons.

Une heure avant l'extirpation de l'épiderme, soit que les spasmes soient produits par la maladie, par quelques circonstances fortuites, ou même par l'impression des vésicatoires, si déjà l'on n'a pas été obligé de recourir aux narcotiques, on en donnera au malade, pour que sa sensibilité qui pourrait être excitée par l'extirpation de l'épiderme, soit alors un peu amortie.

Je pense que, jusqu'à cette époque, cette classe de médicamens est à-peu-près la seule que l'on puisse employer; car jusqu'à ce que la déglutition soit un peu libre, tous les efforts que pourrait faire le malade pour avaler des boissons, ou autres médicamens un peu volumineux, exciteraient aux étranglemens et aux suffocations. Quatre grains d'extrait gommeux d'opium, dissous dans quatre onces d'eau et deux onces de sirop d'orgeat, pourraient être administrés par cuillerées, à des distances plus ou moins rapprochées, suivant la gravité des accidens spasmodiques.

Il arrive ordinairement, qu'après l'enlèvement des phlyctènes, produites par les vésicatoires, il se fait un dégorgement considérable de sérosités, et que cet écoulement continue assez souvent pendant huit ou dix heures de suite; il faut alors le laisser aller, et même, s'il est possible , favoriser sa sortie. Il est très-certain que, de proche en proche, les parties sur lesquelles l'épiderme est resté, à raison du voisinage de celles par lesquelles on a procuré une issue au miasme, pourront se débarrasser aussi de celui dont elles sont imprégnées.

La déglutition, à cette époque, étant devenue plus libre, comme je l'ai observé à deux reprises différentes, l'on commencera d'abord par administrer des infusions théiformes de plantes légèrement aromatiques, telles que la fleur de tilleul, de sureau, la mélisse, la camphorata de Montpellier, le muguet, la véronique , etc. Ces boissons doivent alors être chaudes et copieuses. L'on doit les continuer jusqu'à l'époque où l'inflammation des vésicatoires commencera à s'annoncer. Par le secours de ces moyens, on portera du centre à la circonférence et l'on soutiendra l'action vitale.

Les calmans narcotiques, en très-petite dose, peuvent, si les accidens le requièrent, être unis à ces boissons; mais il ne faut les employer que si les spasmes continuent ou se réveillent.

Des pilules de musc et de camphre, à la dose de deux grains de chaque, seront prises toutes les deux heures, si le malade peut les avaler , depuis le commencement du traitement jusqu'à la fin de l'écoulement spontaué des sérosités. On les éloignera à mesure que l'on avancera dans le traitement.

Huit ou dix heures après la levée des emplâtres vésicatoires, plus tôt si la sensation produite par les plaies devient assez vive, pour porter à l'excès la sensibilité générale, même tout de suite si la douleur est trop aiguë, on plongera le malade dans le bain.

Pour cet effet, l'on roulera la machine qui soutient le cadre, au-dessus d'une baignoire qui lui soit proportionnée dans ses dimensions. Les roulettes doivent être garnies de cuir, afin d'éviter au malade des secousses et le bruit qu'elles procureraient, si elles étaient de métal ou de bois.

Au moyen de la manivelle, on le plongera dans l'eau très-doucement; avant de l'y plonger, on enlèvera les porte-sangles qui soutiennent les petits coussinets sur lesquels on a posé les bandes d'onguent de la mer, et on laissera les plaies à nu dans l'eau. Le malade restera dans le bain tout le temps qu'il pourra y demeurer, et l'on aura soin d'intercepter la vapeur de l'eau, pour qu'elle ne se porte pas à son visage.

Alors que l'on retirera le malade de l'eau, l'on appliquera, en suivant toujours les mêmes procédés, des bandes enduites de cérat. Le mélange de l'eau, pour régler la température du bain, doit être fait dans un cuvier placé dans une pièce voisine, et les robinets et conduits qui amènent l'eau à la baignoire, doivent partir de ce cuvier; on doit le placer assez haut, pour que le jet dans la baignoire ait un certain degré de force.

Il est impossible de déterminer sa température.

Le bain doit être modérément chaud; le dégorgement de la matière morbifique s'opérant abondamment dans le bain, il pourrait en résulter une résorption, par le contact de l'eau imprégnée de miasmes, sur les parties dénudées d'épiderme. Pour obvier à ce danger, je propose d'employer le moyen suivant :

La baignoire une fois remplie, l'on fera entrer, par deux conduits placés au niveau de la surface de l'eau, deux filets d'eau dont la direction du jet sera sur le malade; de cette manière il entrera, par une extrémité de la baignoire, un courant d'eau équivalant à une égale quantité qui sortira en deux filets par deux conduits pratiqués à l'autre extrémité, et plus bas que la surface de l'eau, ou par un troisième conduit placé tout-à-fait à la partie inférieure de la baignoire, vers la même extrémité, afin de pouvoir la vider complètement; par ce moyen, l'eau sera renouvelée continuellement, et autant qu'on le jugera nécessaire ; ainsi, en établissant ce courant, on ne laissera pas un instant la même couche d'eau séjourner sur la peau.

Il faudra avoir soin que cette eau se perde en sortant de la baignoire; et afin que quelque animal ne la boive pas, je pense qu'il serait peut-être à-propos de la faire passer à sa sortie sur une masse de sulfure alcalin, qui éloignerait les animaux de la fantaisie de la boire. Il pourrait arriver que peut-être cette préparation détruisît le miasme qui y serait mélangé.

Je crois que les bains doivent être employés jusqu'après l'époque à laquelle les plaies produites par les vésicatoires sont encore enflammées. En approchant de l'époque de l'inflammation, c'est-à-dire vers la fin du deuxième jour, on diminuera, ou même l'on cessera les boissons aromatisées, et jusqu'à ce que les plaies ayent perdu la sensibilité résultante de l'inflammation, les boissons délayantes et adoucissantes, telles que le petit-lait, l'eau de veau, etc., doivent être administrées, bien entendu en ayant toujours égard aux circonstances particulières dans lesquelles chaque malade peut se trouver, ainsi qu'au sexe, à la force, aux infirmités, au tempérament et à l'état maladif dont ils peuvent être affectés, lorsqu'ils sont atteints de la rage.

Aussitôt l'époque inflammatoire des plaies passée, il faudra recourir aux très-légers sudorifiques, en continuer l'usage pendant un mois ou six semaines, et laisser fermer les vésicatoires.

Je pense qu'il serait cependant très-prudent de conserver jusqu'à cette époque un ou deux exutoires.

Comme, ainsi que je l'ai déjà annoncé, il pourrait bien arriver qu'une déperdition aussi considérable que celle que je crois nécessaire, pour débarrasser toute la surface du corps du venin rabieux, fût suivie ou accompagnée de signes de faiblesse qui pourraient inspirer quelques craintes, les gelées de viandes aromatisées, les potions cordiales dans lesquelles l'on ferait entrer quelques gouttes d'alcali volatil, pareraient aux premiers accidens; le temps achèverait de les faire cesser.

Je ne doute pas que la rage, à raison du caractère aigu au suprême degré qui lui est particulier, et de la violence des accidens qui l'accompagnent, ne soit la maladie dont la cure ne paraisse surprenante par la rapidité avec laquelle on l'obtiendra : quatre ou cinq jours au plus doivent l'assurer.

Avant de terminer cet essai, il me paraît utile d'exposer quelques réflexions sur les complications qui peuvent se rencontrer dans la rage, et sur la susceptibilité de divers sujets, qui doit, dans quelques circonstances très-rares à-la-vérité, rendre le traitement plus difficile et moins assuré.

J'ai tâché de répondre à quelques-unes des objections que l'on pourrait me faire, sur la difficulté d'administrer les secours que je conseille à des malades, chez lesquels la plus légère impression externe augmente si vigoureusement les accidens de la maladie. J'ai détruit celles qui sont relatives à l'emploi de l'agent, sur lequel je fonde la base et l'espoir du traitement que je propose. Je vais maintenant présenter plusieurs réflexions sur certaines circonstances qui peuvent se rencontrer, et qui nécessairement entraveront quelquefois la marche des moyens à employer; ce qui alors ferait croire à leur inefficacité. Ces réflexions seront relatives aux différentes époques auxquelles les malades peuvent être soumis au traitement; à leur âge, à leur faiblesse naturelle, à leur état maladif, et à l'effet pénible et douloureux des cantharides sur les voies urinaires, lorsqu'on les emploie à forte dose.

Je pense que les malades doivent être soumis au traitement le plus tôt qu'il sera possible, et qu'alors le succès sera indubitable.

A mesure que la maladie sera plus avancée dans ses périodes, les moyens deviendront moins certains à raison de ce que les accidens seront plus graves, à raison de la diminution des forces vitales, et à raison de la dépravation plus prononcée, ainsi que de ses effets, devenus alors plus meurtriers sur tout le système sensitif. Cependant, malgré cette augmentation dans la cause des accidens, je pense encore que l'on doit soumettre les malades au traitement, avec quelque espoir de guérison. Mais si enfin les malades atteignent la seconde époque de la maladie, dans laquelle se démontrent les symptômes résultant de la désorganisation générale, et du trouble de toutes les fonctions, mon opinion est qu'il n'existe plus de moyen, pour s'opposer aux ravages qui doivent résulter de ce bouleversement universel, même abstraction faite de la cause qui les a produits.

Par ces réflexions que je viens d'exposer,

on doit donc sentir combien il est indispensable d'agir promptement et de ne pas perdre
un temps si précieux. Il l'est d'autant plus,
que la majorité des malades périssent dans le
cours du troisième jour, et que les accidens,
qui semblent indiquer le commencement du
désordre universel, se démontrent à la moitié
du cours de l'accès. Cependant, au commencement de cette époque, souvent il pourrait
encore être temps de soumettre les malades au
traitement; mais alors on doit donner un plus
grand écoulement au miasme, et sur-tout ne pas
trop se flatter de succès.

L'âge des malades est encore un motif de
crainte ou d'espoir. J'ai déjà fait observer
que les personnes vigoureuses étaient moins
susceptibles de contracter la rage, qu'elles
étaient aussi plus susceptibles que les personnes faibles, de favoriser les crises expulsives
que la nature et l'art s'efforcent de provoquer:
mais il n'en est pas de même chez les personnes
âgées ; car il est chez elles une multitude de
circonstances qui tiennent à l'ordre général de
la nature, qui résultent de leur faiblesse, et qui
sont bien capables d'inspirer quelques craintes.

Lorsque l'on parvient à un âge avancé, nous
avons déjà exposé qu'il survient une altération

des humeurs par cause spontanée, à la suite du changement nécessaire dans la fibre élémentaire. On doit bien penser que s'il existe déjà ce genre d'altération, la dépravation sera bien plus rapide et bien plus complète, lorsqu'un miasme, tel que celui de la rage, viendra ajouter à cette disposition fâcheuse. D'ailleurs le principe vital, déjà affaibli par cette prédisposition dans la fibre élémentaire, sera bien plus rapidement anéanti dans un âge avancé, lorsqu'il est invariablement reconnu que la présence de ce virus écrase, même en très-peu de temps, les forces des personnes jouissant d'une santé forte et vigoureuse.

On doit bien sentir que si déjà l'altération naturelle, produite par les seules révolutions du temps, favorise la dépravation rabieuse, toute acrimonie particulière et individuelle attachée au cours de la vie de la majeure partie des humains, qui viendra se joindre à cette altération naturelle, deviendra une complication de plus, pour parfaire plus complètement la dépravation à laquelle la rage peut donner lieu. Le scorbut, l'érysipèle, la dartre vive, etc., sont des vices auxquels, dans l'âge un peu avancé, l'on est très-fréquemment exposé. Si, par le caractère propre que ces vices impriment à nos humeurs, ils les disposent à la dissolution complète, il doit en résulter que l'explosion du miasme rabieux dans les humeurs dont les principes sont déjà si prêts à se désunir, achèvera une dissolution que ne subiraient pas des humeurs, jouissant de toute la vitalité nécessaire à une bonne constitution.

L'infiltration générale ou partielle avec épanchement dans une cavité, toute congestion ou engorgement lymphatique d'un viscère, toute extravasion interne, toute lésion organique, toute tumeur squirrheuse ou cancéreuse, toute affection fébrile, existant lors du développement de la rage, augmentent en intensité et accélèrent la marche et la violence de ses symptômes.

Si, cependant, les complications dont nous venons d'exposer le tableau, nous semblaient devoir apporter des entraves au succès que l'on pourrait se promettre du traitement de la rage, que je viens d'indiquer, il faut convenir aussi que toutes les maladies, autres que la rage, qui rencontreraient un sujet déjà affecté d'un des accidens dont il vient d'être question, deviendraient, par ces mêmes complications, presque toujours mortelles, parce que, par elles, leurs symptômes en deviendraient plus vifs et plus violens. Ne pourrait-on pas convenir alors, que chacune d'elles, dans ce cas, conserverait certains avantages sur la rage? D'abord, en ce qu'aucunes n'ont un caractère aussi meurtrier. Ensuite, en ce qu'il est très-ordinaire, lors de toutes ces complications qui se joignent aux maladies, que les médecins reconnaissent et avouent tout franchement, qu'elles sont des causes suffisantes, pour empêcher les maladies de parvenir à une crise heureuse, ou même pour détruire complètement les effets avantageux des moyens curatifs prescrits. Cependant, malgré cette conscience de non succès, ne pouvant mieux faire, nous les voyons tous les jours conseiller pour la millième fois, à-la-vérité avec quelques légères modifications, ce qu'ils ont vu échouer neuf cent quatre-vingt-dix-neuf fois dans de semblables circonstances.

J'ai cru indispensable ici de mettre en avant ces réflexions; et maintenant je demande, que dans une maladie aussi terrible que la rage, qui, comme infiniment dangereuse, n'a pas sa pareille, l'on veuille bien ne pas exiger d'elle plus que de toutes les autres maladies, dans lesquelles les complications détruisent les heureux effets des traitemens que l'expérience a démontré être presque toujours infaillibles.

Il était nécessaire dans cette circonstance,

d'arrêter un peu ses idées sur les diverses affections morbifiques dont peuvent être atteintes les
personnes mordues. C'est d'après elles, que l'on
sera à même de prononcer, si toutes peuvent
être assez heureuses pour échapper aux accidens fatals de la rage, après avoir subi le traitement que je viens de proposer. Je pense, avec
raison ce me semble, que les avis ne peuvent
pas être divisés sur ce point, qu'il peut y avoir
des complications dans toutes les maladies qui
s'opposent à leur guérison.

Cependant, lorsque les complications seront
légères, ou qu'elles n'influeront, ni sur les principes de toutes les humeurs à-la-fois, ni sur les
forces vitales, ni sur l'organisation d'aucun
viscère ou d'aucune partie essentielle à la vie;
je pense que la rage, ainsi que toutes les autres
maladies, peut parcourir ses périodes, si sur-
tout, dans le principe de l'accès ou même pendant son cours, on peut parvenir à entraver ses
effets destructeurs.

Je dois laisser aux personnes qui seront appelées pour secourir des malades dans les accès
de rage confirmée, à prononcer si elles livreront, ou si elles ne livreront pas les malades au
traitement prescrit. La seule réflexion que je me
permette dans ce cas, c'est que si l'on ne tente

aucun moyen curatif, même devenu fort incertain, les malades, par la nature de la maladie, et le caractère qui lui est propre, sont alors dévoués à une mort douloureuse et certaine, sur les sentiers de laquelle on ne reprend pas même quelque germe d'espoir, qui puisse détourner de ce terme effrayant, leurs yeux craintifs exprimant l'effroi dont ils sont saisis, et ne cherchant de toutes parts, qu'affection et secours. Mais je m'arrête, et m'abstiens de prononcer.

Passons à un inconvénient du traitement qui me semble mériter une considération toute particulière.

En répondant aux objections que l'on peut avancer, relativement à l'irritation qui résulte de la douleur produite par la présence d'immenses vésicatoires, et par l'extirpation de l'épiderme, j'ai cru avoir développé les raisons qui militent en faveur de ce genre d'irritation, contre celle qui est le résultat de la présence du miasme. J'espère même avoir clairement démontré que les affections spasmodiques, produites par cette dernière cause, ne peuvent cesser, tandis que celles qui tiennent à une cause artificielle et momentanée, montrent un terme au bout duquel on doit apercevoir leur fin. Mais il est un autre point de vue sous le-

quel on peut envisager l'application des vésicatoires. Je ne l'ai pas encore exposé, quoiqu'il
laisse entrevoir de grandes difficultés.

Ces difficultés tiennent à l'effet des cantharides sur la vessie. Je conviens qu'il est impossible de calculer à quel degré une masse
de cantharides, telle que l'on peut la supposer,
dans l'application des bandes circulaires prescrites, peut exciter de douleur et d'irritation
sur les voies urinaires. Il n'est pas non plus facile d'indiquer jusqu'à quel point les effets de
la suspension des urines par cette cause, peuvent être longs et dangereux. Mais d'abord,
voyons si je n'ai pas paré en partie à cet inconvénient.

L'on a dû observer que mon vessicant est
de deux espèces appliquées successivement, la
teinture de cantharides et l'emplâtre vésicatoire
proprement dit.

L'on peut affirmer que la teinture ne cause
pas sur les urines la même impression que la
cantharide en poudre, que souvent même elle
n'en porte pas du tout; ensuite, l'on juge facilement que lorsque l'épiderme est prêt à se
soulever, le séjour de la cantharide en substance qu'il faut n'appliquer qu'à ce moment
et lorsque les parties sont déjà très-échauffées,

doit être très-court et avoir produit rapidement les phlyctènes complètes: ainsi, par ce concours de précautions, en évitant un séjour des cantharides trop long-temps prolongé sur les parties que l'on aura couvertes d'emplâtres, l'on parviendra à empêcher la résorption d'une masse trop considérable de l'acide de la mouche qui est la seule cause de la suspension des urines. Il est clair que, par ces moyens, l'on a paré aux accidens qui dépendent de la nature même du remède employé. D'ailleurs, il sera encore prudent de camphrer les emplâtres, et personne n'ignore combien cette substance atténue, ou même prévient entièrement ce fâcheux effet.

Mais enfin, en supposant un sujet chez lequel la sensibilité de ces organes fût telle, que rien ne pût prévenir ni l'irritation des voies urinaires, ni la suspension des urines, il faudrait alors profiter des premiers instans de détente que le vésicatoire du cou procurerait vers les muscles de la déglutition, pour faire avaler au plus tôt au malade les boissons usitées dans ces circonstances. Ensuite, peu après l'extirpation des phlyctènes, il faudrait plonger le malade dans le bain, et l'y tenir le plus long-temps possible. Mais si, enfin, aucun de ces moyens ne réussissait à porter le soulagement dont on aurait dû se flatter, ce serait alors, et seulement dans ce cas, que l'on pourrait considérer cette disposition individuelle comme une complication capable d'entraver quelquefois, mais rarement, la marche de la méthode curative, qui a fait l'objet de cet Ouvrage.

Après avoir développé succinctement ce qui a été écrit sur la rage, après avoir donné les motifs qui me l'ont fait considérer sous les rapports que j'ai fait connaître, après en avoir tiré quelques inductions, qui m'ont conduit à proposer la méthode de traitement, dont j'ai donné le détail, je vais présenter au lecteur l'historique de la rage dans les tableaux joints à cet essai ; ils le mettront au courant de la majeure partie des observations qui ont été faites sur cette maladie. Dans le premier tableau, sont exposées plusieurs opinions différentes sur les causes de la rage, sur sa nature et sa communication chez les diverses espèces d'animaux. Dans le second tableau, les diverses époques de son développement, les différens organes qui se trouvent lésés dans cette maladie, et les symptômes variés qui résultent de la lésion de chacun d'eux, y sont classés : avec l'ordre que j'ai suivi, il sera très-facile de connaître les différentes affections que présente la lésion de chaque partie. Enfin, dans le troisième tableau, les moyens préservatifs y sont indiqués ; les moyens diététiques, sans lesquels l'on échouerait souvent dans la méthode prophylactique, y sont énoncés ; enfin les moyens curatifs, tels que plusieurs médecins les ont pratiqués, y sont présentés avec détail. (*Voyez* le Catalogue des auteurs et les Tableaux.)

J'ai cru nécessaire, ensuite, de donner une liste des médicamens simples des trois règnes, qui ont été conseillés par un très-grand nombre d'auteurs ; j'y ai joint aussi celle de plusieurs compositions dont les succès ont été préconisés, et qui leur ont acquis, comme si elles avaient réellement guéri, une espèce de célébrité.

Je conclus, enfin, du grand nombre de vertus attribuées à toutes les substances médicamenteuses prescrites et vantées, qu'il est impossible d'attribuer à telle ou telle qualité particulière, tels ou tels effets avantageux, puisque leur manière d'agir n'est pas la même chez les différens individus.

MÉDICAMENS SIMPLES

Tirés du Règne végétal.

Oseille,

Petite paquerette,

Pimprenelle (f. et rac.),

Camomille,

Souci,

Mouron,

Mélisse des bois,

Absinthe,

Lierre terrestre,

Plantin,

Scordium,

Verveune (suc),

Angelique,

Marube,

Valériane,

Coronopus,

Cynorrhodon,

Scorsonère,

Saxifrage,

Raifort,

Scille,

Ail,

Oignon,

Aigremoine,

Contrayerva,

Galéga,

Sauge,

Serpent. de virg. (rac.),

Baies de genièvre,

Camphorata,

Rue,

Chardon marie (sem.),

Safran,

Patience,

Bryone,

Méchoacan,

Feuilles du térébinthe,

Gui de chêne,

Gland du chêne,

Orties brûlantes,

Opoponax,

Belladone (f. et rac.),

Noix vomique,

Hypericum (sem. et f.),

Suie,

Assa fœtida,

Camphre,

Opium,

Amandes amères,

Amandes de l'angolan,

Potamogeton,

Frêne (écor. de jeunes pousses),

Bois d'ébène,

Menthe,

Armoise,

Petite centaurée,

Coloquinte,

Gomme-gutte,

Eglantier (écorce de la rac.),

Iris,

Le lichen cendré,

Poivre noir,

Noix muscade (huile),

Ellébore noir et blanc,

Cassis.

Alysson,

Tirés du Règne animal.

Coquilles d'huîtres et coquillages calcinés,
Ecrevisses, } décoction et calcinées,
Homard, }
Cochenille,
Graines de kermès,
Vers de terre, en conserve ;

Mille pieds, cruds et pulvérisés,
Cantharides de toute espèce,
Œufs frits à l'huile,
Lard rance,
Castoréum,
Musc,
L'hippocampus.

Tirés du Règne minéral.

Pierre d'aimant infusée au vin,
Limaille de cuivre,
— d'étain et thériaque,
— de plomb,

Limaille d'orichalque,
Vert-de-gris,
Mercure,
Ambre.

MÉDICAMENS COMPOSÉS.

Vinaigre antilissique d'Hannemann.

Prenez : feuilles, herbes, d'aurone mâle,)
        de bétoine, } de chaque une poignée ;
        de sauge,)
coupez menu ; versez dessus du meilleur vinaigre, 1 livre ;
faites digérer quelques heures ; passez ; ajoutez thériaque d'Andromaque, 2 gros.
On peut ajouter : herbe de chardon des foulons, une poignée ;
ou semence contuse du même chardon, 1 once.
On donne ce vinaigre à la dose de 1 once,
qu'on réitère quelquefois, avant que l'hydrophobie se développe.

Eau alexitère.

Prenez : feuilles récentes de chardon bénit,

de mélisse,

de scordium, } de chaque 10 onces ;

d'absinthe vulgaire,

de menthe, } de chaque 6 onces ;

de rue,   4 onces ;

d'angelique,   3 onces,

distillées avec deux mesures d'eau de fontaine.

L'eau s'obtient mieux, lorsque le chardon, l'absinthe et le scordium ont été d'abord soumis à la fermentation.

Eau de Luce.

Composition fort connue ; voir les livres français. — On en lave la plaie, et on la donne par gouttes à l'intérieur.

Eau résolutive de Rathlau.

C'est l'esprit de vitriol avec l'huile d'olives,

le sel de tartre,

ou les cendres clavelées dissoutes dans de l'eau.

Baume alexicaque de Reinésius.

Prenez : thériaque,

mithridate, } de chaque   1 once $\frac{1}{2}$;

styrax-calamite,

benjoin, } de chaque $\frac{1}{2}$ gros ;

poudre d'angelique,

— de valériane,   } de chaque   2 scrupules ;

— de camomille romaine,

huile exprimée de noix muscade,   4 scrupules ;

angelique,

rue, } de chaque $\frac{1}{2}$ scrupule ;

suc de spica,

genièvre, ½ gros,
avec suif d'agneau (de mouton), quantité suffisante
pour faire un liniment, en y ajoutant de l'huile d'a-
mandes douces.

Bol des Anglais.

Prenez : musc,
    nitre dépuré,   } de chaque   12 grains ;
    poudre d'yeux d'écrevisse, }
    camphre,   1 grain ;
    mithridate,   quantité suffisante
                             pour faire un bol.

En prendre un toutes les huit heures.

Autre bol.

Prenez : musc,   4 grains ;
    camphre,   5 grains ;
    assa fœtida,   3 grains ;
    conserve,   quantité suffisante
                             pour un bol.

Bol de Tissot.

Prenez : poudre de serpentaire de Virginie,   1 gros ;
    camphre,   } le chaque,   10 grains ;
    assa fœtida, }
    opium,   1 grain ;
    rob de sureau,   quantité suffisante
                             pour un bol.

Electuaire d'œuf avec la noix vomique.

(Cette formule manque.)

Electuaire.

Prenez : feuilles de rue sèche, }
    — de scordium,   } de chaque   2 gros ;

racine de serpentaire de Virginie,   ½ gros ;
fleurs d'hypericum,   3 gros ;
Thériaque de Londres,   1 once ;
Sirop d'écorces de limons,   quantité suffisante
                                        pour un électuaire.
A diviser en neuf doses : une chaque matin.

Electuaire.

Prenez : poudre de la substance dure interne de la noix, ⎱ de chaque
                                        sauge, ⎰ 1 once ;
miel purifié, bouillant,   quantité suffisante
                                        pour un électuaire.
Dose, une demi-cuillerée par jour pendant neuf jours.

Remède de Prusse.

Proscarabés, dont on coupe la tête, sans perdre la matière qui
    en découle, ni la matière onctueuse adhérente à ses
    jointures, conservez dans le miel deux ou trois ans ;
Prenez : proscarabé,   n.° 24 ;
    thériaque,   2 onces,
    bois d'ébène,   2 gros,
    racine de serpentaire de Virginie,   1 gros ;
    limaille de plomb,   ½ gros ;
    exérescence spongieuse qui croît sur le frêne,   20 gros ;
    miel dans lequel ont séjourné les insectes ;
    thériaque, suffisante quantité pour faire un électuaire.
La dose suivant l'âge, le sexe est de   24 grains à 2 gros.

Lormskirk, le remède de George Cobb.

Prenez : craie,   4 gros ;
    bol d'Arménie,   3 gros ;
    alun,   10 grains ;

enula-campana en poudre,   1 gros;
huile d'anis,   5 gouttes.
Le tout réduit en poudre, et divisé en six prises, à prendre
en six jours, délayée dans une tasse d'eau avec du lait.

Infusion de Geoffroy.

Prenez : feuilles de galéga,
— de rue des jardins,
— de romarin,
— de sauge,
— d'angelique sauvage,
— de cassis,
— de passerage,
— de rosier sauvage,
— de paquerette,
gousses d'ail;
éponges,   de chaque égale quant.
pilez le tout, et pour chaque poignée du mélange, ajoute
sel commun,   4 onces;
vin généreux,   4 livres;
faites digérer pendant quelques jours dans un vaisseau fermé,
en agitant quelquefois. A employer à l'extérieur comme liniment; renouveler au bout de douze heures.

Julep céphalique de Mayerne.

Prenez : feuilles de rue hachées,   6 onces;
thériaque de Londres ou de Venise, }
ail haché,   } de chaque 4 onces;
limaille d'étain,   }
à digérer, à vaisseau fermé; avec mesures de 2 à 4 d'un bon vin,
                                         ou de Canarie,
                                         ou de bierre anglaise,
de cette colature par expression, la dose est de 2 à 3 gros;

à prendre à jeun pendant neuf jours. Appliquer le résidu sur la plaie; changer toutes les vingt-quatre heures.

Pilules de Du Choisel.

Prenez : mercure éteint dans la térébenthine,   3 gros;
rhubarbe,
coloquinte, } de chaque   2 gros,
gomme-gutte,
dans du miel. Dose,   1 gros.

Pilules de Werlhoff.

Prenez : poudre de cantharides, } de chaque   1 grain;
mercure doux,
turbith minéral, $\frac{1}{2}$ grain;
camphre,   10 grains;
mucilage de gomme adrag.,   quantité suffisante
pour une pilule.
Une dose chaque jour, pendant six semaines.

Omelettes.

Racine d'églantier, tirée de terre avant le lever du soleil; faites sécher, rapez, et prenez : de la poudre,   40 grains;
œufs,   n.° 3;
huile de noix,   3 onces;
faites une omelette.

Autre omelette.

Coquille d'huître dont le bord est noir, que l'on calcine et que l'on pulvérise; prenez : de cette poudre,   2 gros;
œufs frais,   n.° 3;
huile de noix,   quantité suffisante
pour faire une omelette.

Poudre d'Aëtius.

Prenez : cendres d'écrevisse,   10 gros ;
      gentiane,   5 gros ;
      encens,   1 gros.

Poudre alexipharmaque de Dresde, ou Antidote saxon.

Prenez : angelique,
      angelique sauvage,
      dompte-venin,
      polypode de chêne,   de chaque 2 gros ;
      ortie,
      althæa,
      écorce et racine de méséréum,
      baies et herbe de pariette,   n.° 24 ;
macérés dans le vinaigre, ensuite desséchés et pulvérisés.

Dose de cette poudre,   1 gros ;
  pour un adulte.

Antidote d'Apul. Celsus.

Prenez : *ex nardo syriacâ,*
      croco,
      myrrhâ,
      costo,
      casiâ,
      cinnamomo,
      et opio,
gros comme une fève d'Egypte, dans de l'eau, pendant trente jours.

Autre poudre.

Prenez : rouille de cuivre raclée, ⎫
    poudre de chard. bénit, ⎬ de chaque du poids d'un écu d'or ;
    bézoard, ⎭

    corne de cerf brûlée, ce que l'on ne prend que sur la pointe
    d'un couteau ;
à donner dans de l'eau de chardon bénit.

Poudre antilyssique, ou Poudre de Dampier.

Prenez : lichen cendré terrestre, ⎫ de chaque, ou de ce dernier,
    poivre noir, ⎭   demi-partie.

Poudre antilyssique des Anglais.

Prenez : musc,   16 grains ;
    cinnabre naturel,   24 grains ;
pour une dose ; toutes les quatre heures, ou toutes les heures,
si le danger presse.
A la poudre de Tunquin, l'on ajoute autant de cinnabre artificiel.

Autre poudre antilyssique.

Prenez : serpentaire de Virginie,   1 gros ;
    mercure vif,   ½ gros ;
    camphre, ⎫
    assa fœtida, ⎬ de chaque   12 grains ;
pour une dose ; dans du sirop ou du rob de genièvre, toutes
les deux ou trois heures.
Soir et matin y ajouter : laud. liq. de Sydenh.   10 à 15 gouttes.

Poudre de Dower.

Prenez : tart. vitr.,   4 onces ;
    opium, ⎫
    ipécacuanha, ⎬ de chaque   ½ once ;
        mêlés.

Poudre de Heurnius.

Prenez : terre sigillée, 4 gros;
        écrevisses calcinées, 3 gros;
        racine de gentiane, 2 gros.
                Mélés et pulvérisés.

Poudre de Paulmier.

Prenez : feuilles de rue,
    — de vervenne,
    — de sauge,
    — de plantin,
    — de polypode,
    — d'absinthe vulgaire,
    — de menthe,
    — d'armoise,
    — de mélisse,
    — de bétoine,
    — d'hypéricum,
    — de petite centaurée, en poudre.

Dose, $\frac{1}{2}$ gros;
dans bouillon, vin blanc, le double de sucre, miel ou en opiate : laver la plaie, avec décoction de ces plantes.

Poudre de Joyant.

Elle en diffère peu ; il y ajoute de la reine des prés et des écailles réduites en chaux.

Gohl ajoute à la poudre de Paulmier :

Racine d'ellébore noir,
fol. S. S. S.,
miroholans.

Tablettes de Rathlaër.

Prenez : jaunes d'œufs,   n.° 3 ;
        huile de lin,   7 onces ½ ;
    mêlés ; faire cuire pour trois tablettes. Une chaque quatrième heure.

———

Telles sont les substances simples tirées des trois règnes, et les compositions les plus accréditées employées dans les traitemens de la rage. Il m'a suffi d'en indiquer plusieurs, pour donner une idée exacte de leurs vertus, et pour faire sentir quels succès l'on doit se flatter d'obtenir par leur moyen. Presque tous ceux qui ont écrit sur la rage, ou qui ont eu une espèce de vogue pour la traiter, ont chacun imaginé une manière particulière à eux de mélanger et de combiner ces substances, et ils les ont administrées sous plusieurs formes. Par ce que je viens d'en exposer, il sera facile de pressentir le peu d'avantages que l'on doit espérer de leurs effets dans une maladie si grave, et si rapidement meurtrière. Aussi, d'après la notice que l'on vient de lire de la majeure partie des médicamens, tant simples que composés, qui ont été mis en usage, ou conseillés par les auteurs cités dans les tableaux, et d'après les différentes propriétés que chacun d'eux présente, ne croirait-on pas qu'il y a beaucoup de méthodes de traiter la rage ? L'on se tromperait cependant, si l'on se le persuadait.

L'on doit d'abord admettre deux méthodes générales de traitement; savoir : une prophylactique ou préservative, et une curative.

La méthode préservative ne serait pas complète, et ne serait pas suivie des succès que l'on a droit d'en attendre, si l'on n'usait pas extérieurement de tous les moyens capables d'extirper le vice rabieux du lieu où il a été inséré, et dans ce cas alors, ne semblerait-elle pas se réduire aux simples secours externes? Cependant, afin que rien ne puisse troubler leurs effets, ni exciter la résorbtion du virus rabieux avant qu'il ait été complètement éliminé par les secours conseillés pour le chasser, il en est que l'art prescrit, qui, employés à l'intérieur, peuvent être considérés comme un traitement diététique, parfaitement distinct, et absolument indispensable pour la sûreté du traitement préservatif. L'on doit ici observer que s'il arrivait que le virus ne fût pas entièrement expulsé, le traitement diététique ne ferait rien autre chose que d'éloigner le moment de l'explosion, en écartant, autant que possible, les causes déterminantes capables de l'accélérer, mais qu'il ne la préviendrait pas; autrement alors il deviendrait traitement curatif.

Ce même traitement diététique doit aussi, autant que les circonstances peuvent le permettre, faire partie du traitement curatif. Comme cependant, les accès de rage enlèvent très-rapidement les malades, les effets avantageux ordinairement obtenus par les moyens diététiques, le plus souvent deviennent nuls, ou presque nuls, dans la rage déclarée.

La méthode curative de traitement, d'après la liste des médicamens employés, et dans lesquels on reconnaît une multitude de vertus différentes, semblerait aussi devoir présenter au médecin autant de moyens, pour arriver au même but, qu'ils présentent d'effets différens dans leur manière d'agir. Ils sont, les uns, stomachiques, aromatiques, toniques, vulnéraires; d'autres, diurétiques, diaphorétiques, sudorifiques; d'autres, sont rafraîchissans, émolliens, antispasmodiques, tempérans, narcotiques : il en est de purgatifs, de drastiques, d'astringens, d'antivénéneux, d'altérans, d'alexipharmaques; il y en a enfin auxquels l'on reconnaît les qualités apéritives, incisives, résolutives, détersives et dépuratives. Mais, que l'on tomberait dans une erreur complète, si l'on se flattait que cette multiplicité de vertus attribuées à tous ces médicamens, présentât au médecin un champ aussi vaste pour guérir la rage!

Parmi toutes ces vertus, il en est un grand nombre qui rentrent les unes dans les autres, d'abord par leurs principes médicamenteux, ensuite par leurs effets variés sur les différens tempéramens.

En prenant pour exemple la classe des incisifs, s'il était vrai qu'employés dans un accès de rage, ils eussent eu une action avantageuse sur la maladie, pourrait-on savoir si ce serait à raison de la vertu incisive que l'on aurait obtenu quelque succès, puisque dans tel ou tel tempérament, l'action incisive devient diurétique, sudorifique, laxative, dépurative, ou enfin produit tel ou tel autre effet?

D'après cela, l'on doit sentir que ce serait à tort que l'on reconnaîtrait autant de méthodes de traitement, que de qualités qui distinguent les médicamens; car, le plus souvent, elles ne rempliraient pas les indications que l'on se serait proposées.

Cependant, comme il est nécessaire d'avoir un point qui serve de repaire aux personnes de l'art, pour diriger leur marche et leurs idées dans le traitement de la rage, je pense qu'il ne faut considérer que les effets généraux pour désigner chaque méthode, et alors elles se réduisent à un très-petit nombre.

La méthode antispasmodique, qui se confond un peu avec la méthode antiphlogistique;

La méthode narcotique, qui se lie un peu avec elles, mais qui rentre sur-tout dans la méthode antispasmodique;

La méthode résolutive, qui peut agir, ou en corrigeant les humeurs et en dénaturant leur caractère vicieux, ou en procurant des évacuations.

Lorsqu'elle dénature les humeurs, cet effet est attribué aux vertus altérantes, antivénéneuses, alexipharmaques, détersives, dépuratives, et autres de tels ou tels médicamens employés : lorsqu'elle les évacue, à raison de l'émonctoire sur lequel elles agissent, l'effet est attribué à la vertu diurétique, sudorifique, purgative, sialagogue, drastique, ou autre des substances que l'on aura mises en usage.

Ensuite vient la méthode perturbatrice, dont le but est de causer une secousse ou de porter un trouble général, afin de déranger la marche de la maladie, et de produire une crise violente dont l'on puisse espérer un effet moins fâcheux que celui qui est occasionné par le vice rabieux. Les frayeurs, les immersions, les aspersions inattendues, les impressions vives par des bains à la glace, les sueurs forcées dans des bains très-chauds, les saignées excessives et répétées jusqu'à défaillance, les drastiques, l'usage interne des cantharides jusqu'à pisser le sang; celui des limailles d'orichalque, de cuivre, d'étain, de plomb, sont les moyens employés dans cette intention.

L'on peut admettre encore une méthode mixte, composée de deux ou de plusieurs de celles ci-dessus énoncées.

Enfin, je pourrais aussi reconnaître une méthode dérivative externe, qui est la mienne, et qui devient mixte par les différens secours de la médecine, que je crois très-avantageux, pour en favoriser le succès.

Il me reste maintenant un vœu à former, c'est que cet Ouvrage paraisse aux savans qui le liront, digne de fixer leur attention sur les moyens curatifs proposés; s'ils peuvent concevoir un léger espoir de guérison, je ne doute pas qu'ils ne les essayent aussitôt : alors, enrichie des observations que chacun d'eux sera à portée de faire, et des diverses modifications que leur sagesse leur démontrera nécessaire, j'espère, ainsi que j'en ai l'intime conviction, que ma méthode curative deviendra un point fixe pour parvenir à guérir la rage confirmée.

AUTEURS
CITÉS DANS LES TABLEAUX.

		AVANT J.-C.
1 Homère. { Iliade, VIII, v. 299. / — IX , v. 237. / — XIII, v. etc.		900
2 Démocrite.		470 — 361
3 Hippocrate (et Polybe son gendre).		460 — 361
4 Aristote.		322
5 Dioscoride.		36
		APRÈS J.-C.
6 Celse.		
7 Arétée		1.er siècle.
8 Pline.		
9 Plutarque.		119
10 Galien.		131 — 201
11 Cælius Aurelianus (Artémidore et Caridème, cités par lui).		idem.
12 AEtius		3.e siècle.
13 Paul d'AEgine.		7.e siècle.
14 Rhazès.		860 — 940
15 Avicenne		980 — 1050
16 Avenzoar.		1100
17 Gariopontus		idem.
18 Codronchus.		1200
19 Camerarius		1400
20 Fracastor.		1483 — 1553

21 Eust. Rudius.....................	1400	à 1500
22 Fernel.....................	1497 — 1558	
23 Matthiole (sur Dioscoride). ...	1500 — 1577	
24 Marcellus Donatus		
25 Baccius.....................	(1500 à 1600)	
26 Cardan.....................	1501 — 1576	
27 Palmarius	1520 — 1588	
28 Capivaccius.. .:.	15... — 1589	
29 Forestus...................	1522 — 1597	
30 Mercurialis. .:..........	1530 — 1606	
31 Schenckius.................	1531 — 1598	
32 Surius (in Schenckio).........		
33 Zwinger...................	1533 — 1588	
34 Salmuth.....................	1554 — 1604	
35 Hernandez.	1555 —	
36 Fab. de Hilden................	1560 — 1634	
37 Sanchès	1562 — 1632	
38 Lister.....................	1565 — 1757	
39 Sennert.....................	1572 — 1627	
40 Vanhelmont	1577 — 1644	
41 Aromatarius	1588 — 16...	
42 Tulpius	1593 — 1674	
43 Beckerus (le père et le fils)......	(1594—1658) (1627—1670)	
44 Bravus (de Salamanque)........	vers 1600.	
45 Borellus (Pierre).............	16... — 1678	
46 ——— (J. Alph.)	1608 — 1679	
47 Wepfer.....................	1620 — 1695	
48 Bonet.....................	1620 — 1689	
49 Stalpart-Vanderwiel	1620 — 1667	
50 Malpighi	1628 — 1694	
51 Musitanus	1635 — 1714	
52 Paullini.....................	1643 — 1712	

53 Lemery	1645	1715
54 Wedelius	1645	1721
55 Chirac	1650	1732
56 Le Clerc	1613	1728
57 Lentilius	1657	1733
58 Berger	1659	1736
59 F. Hoffmann	1660	1737
60 Dekkers	1660	17...
61 Baglivi	1668	1706
62 Boerhaave	1668	1738
63 Juncker	1680	1759
64 Morgagni	1682	1771
65 Astruc	1684	1766
66 Em. Kœnig	1688	1731
67 Mead	1693	1754
68 Cocchi	1695	1758
69 Desault	16...	1736..40
70 Scaramucci	16...	1702
71 Haguenot	17...	1776
72 Van Swieten	1700	1772
73 Sauvages	1706	1767
74 Linné	1707	1778
75 James	1700	
76 Le Camus	17...	
77 Vandermonde	1725	1762
78 Stoll		

Sans Date.

79 Salius Diversus.	83 Henri Brechfeld.
80 Vendeli.	84 Ridley.
81 Rivalier.	85 Gahrliep.
82 Mat. de Grœdi.	86 Frommann.

iv

87 Cœlius Rhodiginus.
88 Brogiani.
89 Sagar.
90 Layard.
91 Koëhlers, cité par Morgagni.
92 Barrère (mort en 1755).
93 Volney.
94 Andry 1779
95 Portal.................1780
96 Chaussier.

97 Hunauld.
98 Heysam.
99 Pouteau.
100 Hillary.
X inconnus.
(P.) plusieurs auteurs.
(P. T.) presque tous.
(T.) tous.
(Q.) Quelques-uns.
(B.) Beaucoup.

Ouvrages dans lesquels ont été puisées les Notes contenues dans les Tableaux.

a Essais d'Edimbourg.

b Ephem. et Miscell. Nat. Curios.

c Soc. Roy. de Montpellier.

d Acad. des Sc. de Paris.

e Transact. Philosoph.

f Journal de Médecine.

g Idem en italien.

h Anecdotes de Médecine, 1762.

i Thèses de Haller, de Médecine. — Alex. Bruce, 1755. — Camerarius, 1709; et Scharff.

k Idem d'Anatomie.

l Idem de Baldinger. Tribollet de la Lance, 1765. — Hägg, 1761. — Struve, 1774. — Kemme, 1767.

m Commercium Litterarium.

n Biblioth. Raisonnée.

o Journal Encyclopédique.

p. Journal d'agriculture.

q. Thèse du Chrét. Fred. Sielig. 1762.

r. Ephémérides, germ. 1687.

s. Commentar. Lips.

t. Soc. Roy. de Médecine.

1.er Tableau.

La Rage...

- **est spontanée chez...**

  - **l'homme. 3, 11, 12, 24, 49, 62, 72, 73, 79, 94, f, b, l.**
    - sans cause connue. 11, 24.
    - seule, par cause accidentelle, telle que :
      - percussion / ébranlement } de la tête. 6, f, 94.
      - tumeur dans l'œsophage. n.
      - chaleur excessive par marche forcée. 37, 62, b, f, 94.
      - eau froide, le corps très-échauffé. 61, 91, 94, b, n.
      - froid d'hiver trop rigoureux. e.
      - grossesse. 94, f, X.
      - racine de jusquiame. 78, »
      - repos à l'ombre du sorbier. X, 18.
      - fruit du hêtre. 94, q.
    - par affection morale. 64, 72 :
      - peur. 24, n.
      - colère. 70, 72, 94, b.
    - après d'autres maladies, telle que 31 :
      - épilepsie. 43, 50, 80, 94.
      - douleurs { du cou / des bras } 24.
      - opérations de la hernie. 6.
      - céphalgie habituelle. f.
      - dyssenterie. 31, 39.
      - la mélancolie. 6, 10, 12, 94, b.
    - avec d'autres maladies, telles que 24, 31, 62 :
      - une fièvre { épidémique. 94, x. / inflammatoire. 62, 72, f, g. / exanthématique. 75, 80. }
      - une inflammation de l'estomach. 72, 94, n, l.
      - une fièvre maligne. 3, 24, 31, 34, 70, 94, l, o.
      - un accès hystérique. 67, 94.
      - une palpitation de cœur. id.
      - une mélancolie profonde. 67, 72, 94.
      - angine. 94, 95, b.
    - par héritage. 84.
    - après la morsure d'animaux irrités. f.

  - **le chien / le loup / le renard. 10, 11, 62, 72, 74, P. T.** par :
    - température :
      - climat très : chaud. 5, 9, 12, 13, 50, 62, 72, l. / chaud et sec. 5, 12, 13, 62, 72, l. / extrêmement froid. id.
      - saison très : chaude. 13, 62, 72. / froide. 38, 62, 65, 72, 73, 81. / sèche. 62, 72.
    - nourriture :
      - de chairs : pourries. 62, 72, 78, i. / fétides. id. / salées. id. / grasses. id. / vermineuses. 62, 69, 72. / charbonneuses. 73.
      - d'alimens : trop chauds. 78. / trop froids, le corps très-échauffé. 78.
    - boissons trop :
      - sans boire. 62, 72, 78, i.
      - chaudes. 78.
      - froides, ayant très-chaud. 78, x.
    - abstinence : faim / soif } trop long-temps prolongée. 78.
    - abus des facultés :
      - Courses trop : fortes / longues / prolongées / forcées } 78, i.
      - Excitation au coït : vive. 78. / répétée. id. / prolongée. id.
    - autres causes :
      - naturelles, défaut de sueurs. 73, i.
      - accidentelles, telles que la : dépravation des humeurs. 73. / présence des vers dans { les reins. 69, 72, 73, 78, i. / les intestins. id., 73, 78. / le cerveau. id., 48, 73, 78, l. / les fosses nazales. 62, 73, 78. / sous la langue. 78, i, k. }

- **est communiquée. 62, 72, P. T.**

  - **d'animal à animal. 62, 72.**
    - par la morsure. 62, 72. { du chien / du loup / du renard } { au cheval / à l'âne / au mulet / au bœuf / au cochon / au singe / et à tous les animaux } 11, 62, 72, et P. T.
    - par l'haleine. 94, x.
    - par la litière de cochons enragés, mangée par des : chevaux. 27, 72, 73, l. / bœufs. id. / brebis. id.

  - **de l'animal à l'homme, par 10, 11, 62, 72, P. T.** (le chien. P. T. / le loup. P. T. / le renard. P. T. / le chat. 72. / le coq. 23, 79, 95. / le canard. f. / et tous les animaux. 95, P. l.) par :
    - la morsure la plus légère à travers les vêtemens effleurant la peau sans effusion de sang. 29. 62, 72, 73, 95.
    - la respiration : de l'haleine. 7, 49, 62, 72, 95, f. / de l'odeur. 5, 73.
    - l'écume. 11, 56, 62, 94. { récente / chaude / desséchée } sur : la peau. 5, 10, 23, 62, 72, 73, 94, e, x. / les lèvres. id., 11. / la langue. id. / les gencives. 11, 36, 72, 73. / le conduit de stenon. 31, 62.
    - une plaie faite par l'instrument qui depuis long-temps a tué un chien enragé. 31, 62, 94.
    - le toucher répété de choses infectées par 11, 26, 29. 31, 36, 49, 62, 94, l { le lait / le sang / la chair } d'animaux enragés. 22, 31, 62, 94, X.
    - baiser donné à un chien enragé. 26, 31, 62, 73, 94.
    - égratignure par la griffe d'un chat, l'épiderme à-peine effleuré. 36.
    - nourriture avec { le lait / la chair } d'animaux enragés. 22, 62, 72, 73, 88, 94, l.
    - émanations des cadavres. 94, f.

  - **de l'homme à l'animal, par** le sang d'un homme enragé léché par un chien. 53, 94, d, l.

  - **de l'homme à l'homme, par :**
    - le baiser. 24, 26, 27, 29, 72, 73, 94, 95.
    - l'aspiration de l'haleine. 6, 11, b, f.
    - l'aspersion de la salive. 23, 27, 62, 72, 73, 82, b.
    - les crachats. b.
    - la sueur. 49.
    - une morsure sans rage. 50, 94.
    - l'homme lui-même, qui dans un moment de colère, se mord. 70, 72, 73, 94, e, b.
    - l'homme mordu qui avale son propre sang. x,
    - quelquefois par le coït. 59, x.
    - héritage. 84.

  - **Tous les modes de communications en indiquent les moyens, qui sont :** la salive seule / l'odeur de l'animal / le lait / la chair / toutes les parties de son corps / le sang / la sueur / l'haleine } Voyez ci-dessus.

- **n'est pas communiquée ou n'existe pas...**
  - accidentellement par l'épaisseur : des habits. 73, P. / des toisons. id.
  - par le lait. 94, f.
  - par la chair. 94, f, t.
  - dans certains pays : dans l'Amérique méridionale. 72, 95, n. / en Egypte. 98. / Syrie. X.
  - par une disposition intérieure inconnue. 94, f, P. : dans les humeurs / dans le tempérament } à raison de la perfection { des secrétions. / des excrétions. }
  - quelquefois par le coït. 94.

- **quelquefois ne produit que quelques symptômes étranges. 94, e.**

- **l'homme seul en est excempt. 4.**

LA RAGE peut être considérée sous le rapport

de sa nature

- une maladie
  - physique
    - aiguë qui tue. T.
      - tout de suite. 27. 32.
      - en quelques heures. 31, 32, 45, 73.
      - en plusieurs jours : deux, trois, onze, vingt, trente, quarante. 73.
    - chronique, avec plusieurs accès à diverses époques éloignées, dix-huit mois. 2, 91 f.
    - périodique, de sept en sept ans. 30, 73, 91, f.
    - convulsive. 91.
    - nerveuse. 2, 9, 78, P. T. — dans la substance des nerfs. / dans leurs fonctions. 67, 78.
    - vermineuse. 69, 48.
    - atrabilaire.
    - un vice du cœur. 78.
    - une esquinancie. 71.
  - morale qui cause
    - préoccupation de l'esprit. 78.
    - imagination frappée. 78.
    - terreur. 78.
    - délire. 91.
    - fureur. 91.
- un venin. 73
  - qui coagule le sang et le corrompt. 73.
  - alcali volatil tout de feu, qui agit en tyran sur l'imagination. 73, y.
  - qui déprave l'imagination et fait voir dans l'eau que l'on boit la figure d'un chien. 25, P.
  - plein de matières lumineuses et électriques
    - un alcali volatil tout de feu. } Ce fluide électrique est le feu élémentaire auquel combiné avec le soufre. 73.
- un phosphore peu différent du fluide électrique, allumé dans les vaisseaux sanguins. 73.
- un virus qui, comme les poisons, produit des convulsions sur les parties nerveuses.
- un acide. 91, 97, x.

du siège qu'elle occupe

- la membrane la plus proche du cerveau.
- le cerveau et les lieux voisins.
- l'œsophage.
- le ventricule.
- le larynx.
- le diaphragme.
- le cœur, la tête, l'estomach et le diaphragme tout-à-la-fois.
- le cerveau, par la présence des vers. 69.

de son développement qui

- est le résultat
  - d'une affection
    - morbifique, telle que
      - une douleur aiguë par cause externe
      - une indigestion
      - un accès de fièvre
      - une chûte. 94, x, f.
      - un exercice violent. 74, f.
    - physique produite par
      - un excès quelconque dans { le manger / la boisson / le coït } ... Voyez premier Tableau.
  - d'une commotion morale, telle que
    - une colère. 73, 94, 99.
    - un saisissement. 94, 99.
    - une terreur. 69.
    - une contrariété { violente / prolongée }
- varie dans ses époques, et il est 62, 72.
  - ou très-prompt
    - de quelques heures. 32, 39, 67, 73.
    - d'un jour à trois. 73, 78, e.
    - de trois à six. 78, P.
    - de six à neuf jours. 94, P.
  - ou retardé. 10, 31, 39, 67, etc.
    - de neuf jours à trois semaines.
    - au trente-troisième jour. 73, 94.
    - à six semaines. 73, 78, 91, P.
    - à quatorze mois. 13, 43, 31, 73, 78, δ, e.
    - de plusieurs mois à un an. 10, 67, 78, 91.
    - à deux ans. 53, 73, 78.
    - à quatre ans. id.
  - ou très-retardé. 10, 20, 31, 31, 39, 67, 94, etc. δ.
    - à six ans. 78, 91.
    - à dix ans. 26, 73, 78, e.
    - à seize ans.
    - à dix-huit ans. 31, 78.
    - à vingt ans. 78, δ.
    - à quarante ans. 78, x.
- s'opère plus facilement dans les tempéramens bilieux. 53, 78.
- ne s'opère pas par défaut des causes déterminantes. 94, f, P.

de ses symptômes

- qui s'annoncent par
  - une douleur du lieu et du membre mordu. 11, 31, 62, 67, 72, 73, 78, 94, δ, e, x, etc.
  - paralysie. 67, 94, e.
  - une rougeur à la morsure. 78.
  - une irritacion extraordinaire. 62, 69, 72, 73, 78, 94, i, δ.
  - un amour de la solitude. 61, 69, 72, 78, i, δ.
  - des lassitudes. 62, 72, 73, 78, i, δ.
  - un sommeil troublé. 62, 67, 69, 72, 73, 78, 94, i, δ.
  - un réveil en sursaut, avec effroi. 69, 78.
  - une veille assidue. 62, 72, i.
  - une anxiété précordiale. 69, 78, δ.
  - une sécheresse de la bouche. id.
  - une soif insurmontable. 73, 78, i, δ.
  - la voix enrouée. 62, 67, 72, 73, 78, i, δ.
  - un dégoût général. 73, 78, i, δ.
- qui se dénotent sur les fonctions morales,
  - plus souvent par
    - une présence d'esprit parfaite. 65, 72, 73, 78, e, i.
    - une sensibilité touchante. 27, i.
  - quelquefois par
    - une inquiétude indéfinie. 78.
    - une terreur générale. id.
    - le trouble de l'esprit. id. 12, 14, 15, 16, 27, 34, 38, 46.
  - par de la fureur. 62, 72, 78, 91, e, i. l'accès étant avancé, ou à chaque retour des accès. 94.
  - par le délire. 73, 78, 94, e, i.
  - une prostration générale dans le principe de l'accès. 94, v.
  - une force excessive vers la saison de l'accès. 67, 73, 78, 94.
  - des convulsions suivies. 62, 72, 73, 78, i, δ. — quelquefois d'une roideur générale. 78. / quelquefois de paralysie. 78, δ.
- qui se dénotent sur l'habitude du corps, par
  - une chaleur brulante. id. 78.
  - une face rouge. 78, 94.
  - un froid excessif { momentané. 73. / partiel ou général. id.
  - les sourcils
  - les poils froncés. 72.
  - des taches sur plusieurs parties de la peau. 78.
  - le gonflement du visage.
  - les paupières livides ou noires. 78.
  - un frisson vague et partiel. id.
  - quelquefois un vrai sentiment à la vue de l'eau. 67, i.
  - un tremblement de toutes les parties du corps. 69, 78, i.
  - un mouvement ondulatoire. i.
  - des soupirs. 78.
- qui affectent
  - la déglutition, sur-tout celle des liquides, P. T.; de là
    - le resserrement involontaire { du gosier. 65, 67, 69, 73, 78, 79, i. / de l'œsophage. id. / des mâchoires. id.
    - le mouvement spasmodique des mâchoires. 78.
    - la langue aride hors de la bouche. 62, 72, 78, i.
  - la circulation, de là — le pouls
    - inégal { dans sa vitesse. 78. / dans sa force. id.
    - fort. 78.
    - vibrant. id. } avec fièvre. P. T.
    - rapide. id.
    - précipité. id.
    - ondulent. id.
    - frémissant. id.
    - variable. 67, 72, 78. } sans fièvre. 79, i.
    - faible. 78. (au bras mordu).
    - petit. 73, 78.
  - la respiration. 62, 67, 72, 73, 78, 94, T. de là
    - par fois suspendue. 78, i.
    - changement de voix. 67, 73, 78, 94, i, δ.
    - resserrement du larynx. 78.
    - irritation de la trachée-artère. id.
    - des soupirs. 62, 72, 78.
    - soulèvement pénible des côtes pour le passage de l'air. 78.
    - petite toux sèche quelquefois.
    - aboiemens. 11, 16, 65, 72.
    - hurlemens. 65, 94.
  - la digestion, de là
    - poids. } insupportable à la région épigastrique. 62, 72, 78, e.
    - embarras.
    - ardeur et gonflement du ventricule. 62, 67, 69, 72, 73, e, i, δ.
    - soif excessive. 62, 67, 72, 73, 78, i, δ.
    - horreur de l'eau, des liquides. P. T.
    - dégoût général. 62, 67, 72, 78, i, δ.
    - vomissement. 67, 78 — de matières { pituiteuses. 62, 72, 78, i. / bilieuses. id., i. / porracées. id., i. / noires. id., i. / puantes. id., 73, e, i. } quelquefois avec soulagement.
  - les sécrétions et excrétions
    - des urines
      - naturelles, et cependant douloureuses. 67.
      - moindres. 73.
      - fréquentes et en très-petite quantité. 78.
      - rousses. id.
      - épaisses vers la fin, mais rarement. id.
      - abondantes quelquefois.
      - plus sèches dans le principe. 73.
    - alvines
      - suspendues quelquefois. 78.
      - vers la fin quelquefois { liquides. / visqueuses { ... / noires.
    - écume à la bouche. 78, 94, i.
    - la salive abondante, mousseuse. 78.
    - une sputation fréquente. 65, 73, 78, 94, i, δ.
    - les éjaculations involontaires. 48, 73, 78, 81, δ.
    - la transpiration souvent nulle.
    - sueur { froide quelquefois à la fin de l'accès. 67, 72, i, δ. / visqueuses. 72, 78.
  - qui causent sur les fonctions nerveuses une irritabilité qui se propage 67, et P. T.
    - à tout le système nerveux, par la vue et le nom seul de l'eau. 67, 73, 81. P. T.
    - au diaphragme; hoquet. 73, δ.
    - aux organes de la génération { priapisme. 11, 25, 38, 48, 62, 67, 72, 73, 78, i. / nymphomanie. 62, 69, 72, 73, i.
    - aux muscles { de la déglutition, dérangement. 67, 62, 72, 78, 94, T. / de la respiration, suffocation. id.
    - aux yeux qui sont
      - étincelans. 63, 73, 78, 94.
      - par fois remplis de sang. 78.
      - fixes ou roulans. id.
      - la pupille dilatée. id.
      - brillans dans l'obscurité. id., 73. } Accidens excités par les corps { blancs. 12, 67, 73, 78, 94, i, δ. / éclatans. 12, 73, 78, 94, i, δ. / réfléchissant la lumière. 12, 73, 94, i. / par la vue du sang de la saignée. 11.
    - à l'organe de l'ouie. 67
      - par les sons { aigus. / rapidement variés. }
      - par le bruit 73 { subit. / continué. / violent. } qui produisent { sifflement. 78, 94. / bourdonnement. id. / toute espèce de sensation de bruit. id., 11.
      - produit par la chûte d'un liquide, d'où { trouble général. 78. / convulsions. id. / syncope. id. / très-pénible. id. / quelquefois impossible. id.
    - sur les papilles nerveuses de la bouche
      - par les alimens solides, déglutition
      - par les boissons { suffocation. 62, 72, 73, 78. / dérangement. id. T. / convulsions. id. P. T. / fureur. id. P.
    - sur l'odorat; ces affections se confondent avec celles qui sont produites sur la respiration.
    - sur le toucher par tout. 62, 72, 73, i.
      - corps émincemmens { poli. / dur.
      - corps froid; air même. 11, 32, 73, δ.
      - contact inattendu et subit de ses propres larmes. 11, 73.
      - liquide. 73, 78.
- qui se terminent par
  - la santé. 73, 37, f, Q.
  - la mort. P. T. { quelquefois très-prompte. 78, x. / le plus souvent du premier au quatrième jour. 72, 78, P. T.

de l'ouverture des cadavres qui

- ne présentent
  - ordinairement rien de particulier; mais très-souvent une salive écumeuse contenue dans
    - l'arrière-bouche et le pharynx. 78.
    - le larynx. id.
    - les grosses divisions des branches. id.
  - quelquefois l'on trouve
    - dessèchement { des viscères. 64, 67, 78, P. / des muscles. id.
    - engorgement des vaisseaux du cerveau. P.
- quelquefois se corrompent promptement. 78, 94, f. — En général, rien de constant. 67, 73, i, i, etc.

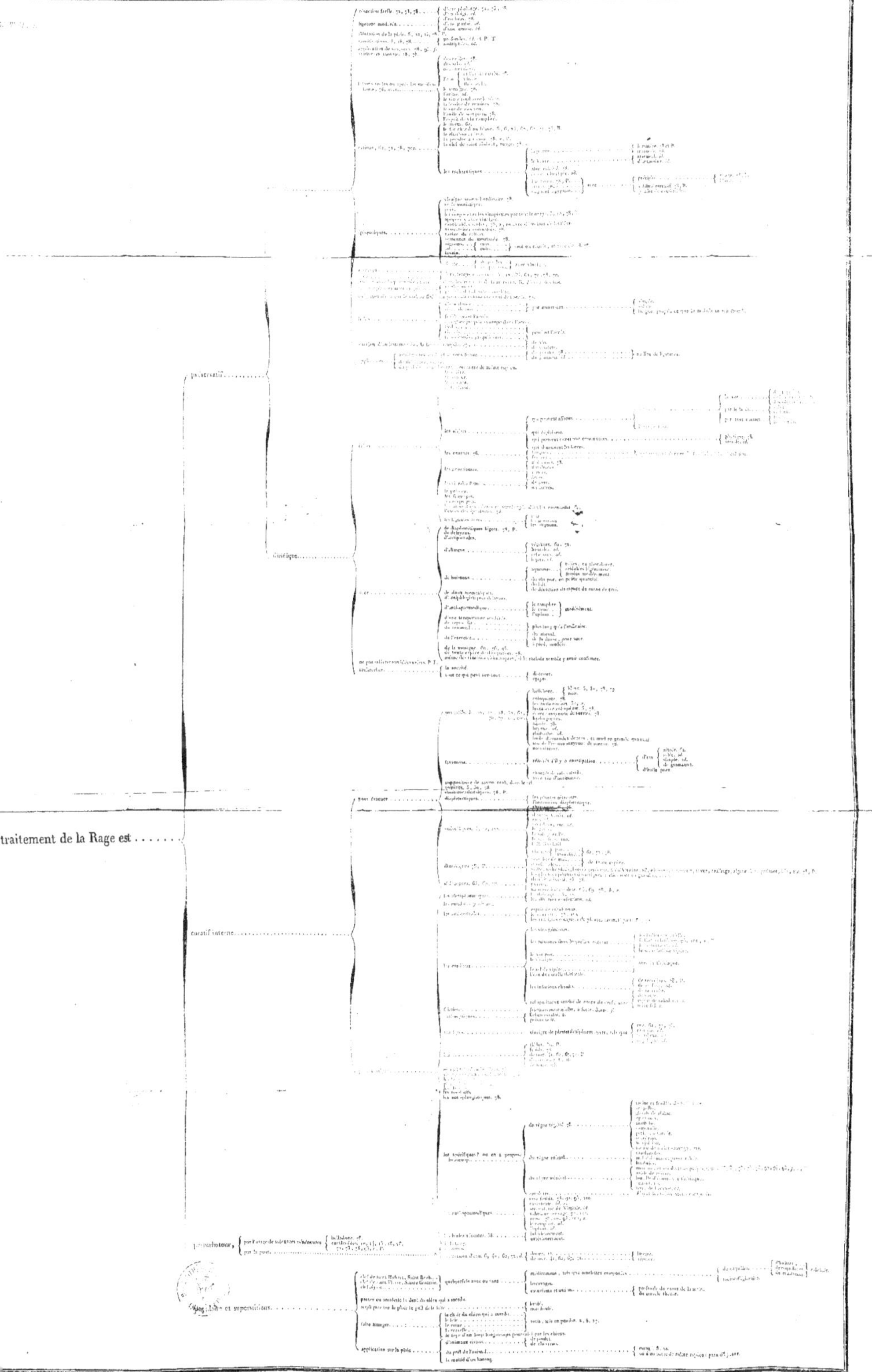

traitement de la Rage est
préservatif
curatif interne
perturbateur
magnétisme et superstitieux